PALEO 2022

RECETAS SALUDABLES Y SABROSAS
PARA UNA NUEVA VIDA ENERGIZANTE

HELENA GODIN

Tabla de contenido

Costillitas ahumadas con salsa de mopa de manzana y mostaza 8
Costillas 8
Salsa 8
Costillas de cerdo a la barbacoa al horno con ensalada de ensalada de piña fresca 11
Estofado de cerdo picante 13
Estofado húngaro 13
Repollo 13
Salchicha Italiana Marinara De Albóndigas Con Rodajas De Hinojo Y Salteado De Cebolla 15
albóndigas 15
Marinara 15
Barcos de calabacín rellenos de cerdo con albahaca y piñones 18
Tazones de fideos de cerdo al curry y piña con leche de coco y hierbas 20
Empanadas picantes de cerdo a la parrilla con ensalada de pepino picante 22
Pizza de corteza de calabacín con pesto de tomates secados al sol, pimientos dulces y salchicha italiana 24
Pierna de cordero ahumado al limón y cilantro con espárragos a la plancha 27
Olla Caliente De Cordero 30
Estofado de Cordero con Fideos de Raíz de Apio 32
Chuletas de cordero con salsa picante de granada y dátiles 34
Chatney 34
Chuletas de cordero 34
Chuletas de Lomo de Cordero Chimichurri con Repollo de Radicchio Salteado 36
Chuletas de cordero untadas con ancho y salvia con remoulade de zanahoria y camote 38
Hamburguesas de cordero rellenas de la huerta con coulis de pimiento rojo 40
Coulis de pimiento rojo 40
Hamburguesas 40
Brochetas de cordero con doble orégano y salsa tzatziki 44
Brochetas de cordero 44
salsa tzatziki 44
Pollo Asado con Azafrán y Limón 46

Pollo Spatchcocked con ensalada de jícama 48
Pollo 48
Ensalada de col 48
Cuartos traseros de pollo asado con vodka, zanahoria y salsa de tomate 51
Poulet Rôti y Rutabaga Frites 53
Coq au Vin de tres hongos con puré de rutabagas de cebollino 55
Baquetas glaseadas con melocotón y brandy 58
Glaseado de durazno y brandy 58
Pollo Marinado en Chile con Ensalada de Mango y Melón 60
Pollo 60
Ensalada 60
Muslos de pollo estilo tandoori con pepino raita 63
Pollo 63
Raita de Pepino 63
Estofado de pollo al curry con verduras de raíz, espárragos y condimento de manzana verde y menta 65
Ensalada Paillard de pollo a la parrilla con frambuesas, remolacha y almendras tostadas 67
Pechugas de pollo rellenas de brócoli con salsa de tomate fresco y ensalada César 70
Wraps de Shawarma de pollo a la parrilla con verduras condimentadas y aderezo de piñones 73
Pechugas de pollo cocidas al horno con champiñones, coliflor machacada con ajo y espárragos asados 75
Sopa de pollo al estilo tailandés 77
Pollo Asado al Limón y Salvia con Escarola 79
Pollo con cebolletas, berros y rábanos 82
Pollo tikka masala 84
Muslos de pollo Ras el Hanout 87
Muslos de pollo adobo de carambola sobre espinacas estofadas 89
Tacos de Repollo Poblano y Pollo con Mayonesa de Chipotle 91
Guiso de Pollo con Zanahorias Baby y Bok Choy 93
Salteado de pollo con anacardos y naranja y pimiento dulce en rollitos de lechuga 95
Pollo vietnamita con coco y limoncillo 97
Ensalada de pollo a la parrilla y escarola de manzana 100
Sopa de pollo toscana con cintas de col rizada 102

Pollo Larb	104
Hamburguesas de pollo con salsa de anacardos de Szechwan	106
Salsa de anacardos de Szechwan	106
Wraps de pollo turco	108
Gallinas españolas de Cornualles	110
Pechuga de Pato con Ensalada de Granada y Jícama	113
Pavo asado con puré de raíces al ajo	115
Pechuga de Pavo Rellena con Salsa Pesto y Ensalada de Rúcula	118
Pechuga De Pavo Con Especias Con Salsa BBQ De Cerezas	120
Solomillo de pavo estofado en vino	122
Pechuga de pavo salteada con salsa de cebollino y langostinos	125
Pavo Estofado Con Verduras De Raíz	127
Pastel de carne de pavo con hierbas con salsa de tomate de cebolla caramelizada y gajos de repollo asado	129
Pavo Posole	131
Caldo de Hueso de Pollo	133
Salmón Harissa Verde	136
Salmón	136
Harissa	136
Semillas de girasol especiadas	136
Ensalada	137
Salmón a la parrilla con ensalada de corazón de alcachofas adobadas	140
Salmón de salvia y chile asado instantáneamente con salsa de tomate verde	142
Salmón	142
Salsa de tomate verde	142
Salmón Asado y Espárragos en Papillote con Pesto de Limón y Avellanas	145
Salmón condimentado con salsa de champiñones y manzana	147
Lenguado en Papillote con Verduras Julianas	150
Tacos de Pesto de Rúcula con Crema de Lima Ahumada	152
Paquetes de Bacalao y Calabacín a la Parrilla con Salsa Picante de Mango y Albahaca	155
Bacalao Escalfado al Riesling con Tomates Rellenos con Pesto	157
Bacalao a la parrilla con costra de pistacho y cilantro sobre puré de camotes	159
Bacalao al Romero y Mandarina con Brócoli Asado	161
Wraps de lechuga de bacalao al curry con rábanos en escabeche	163

- Abadejo Asado con Limón e Hinojo 165
- Pargo en costra de nueces con remoulade y quimbombó al estilo cajún y tomates 167
- Empanadas de Atún al Estragón con Alioli de Aguacate y Limón 170
- Tagine de lubina rayada 173
- Bouillabaisse de mariscos 175
- Ceviche Clásico De Camarones 177
- Ensalada de espinacas y camarones con costra de coco 180
- Ceviche Tropical De Camarones Y Vieiras 182
- Langostinos al ajillo con espinacas marchitas y Radicchio 184
- Ensalada de cangrejo con aguacate, pomelo y jícama 186
- Hervido de cola de langosta cajún con alioli de estragón 188
- Mejillones fritos con alioli de azafrán 190
- Frites de chirivía 190
- Alioli de azafrán 190
- Mejillones 190
- Vieiras chamuscadas con salsa de remolacha 193
- Vieiras a la parrilla con salsa de pepino y eneldo 196
- Vieiras a la plancha con tomate, aceite de oliva y salsa de hierbas 199
- Vieiras y Salsa 199
- Ensalada 199
- Coliflor asada con comino con hinojo y cebollas perladas 201
- Salsa gruesa de tomate y berenjena con calabaza espagueti 203
- Champiñones rellenos de Portobello 205
- Radicchio asado 207
- Hinojo asado con vinagreta de naranja 208
- Col de Saboya al estilo Punjabi 211
- Calabaza Butternut Tostada Con Canela 213
- Espárragos a la parrilla con huevo tamizado y nueces 214
- Ensalada de repollo crujiente con rábanos, mango y menta 216
- Rondas de repollo asado con alcaravea y limón 217
- Repollo asado con rocío de naranja y balsámico 218

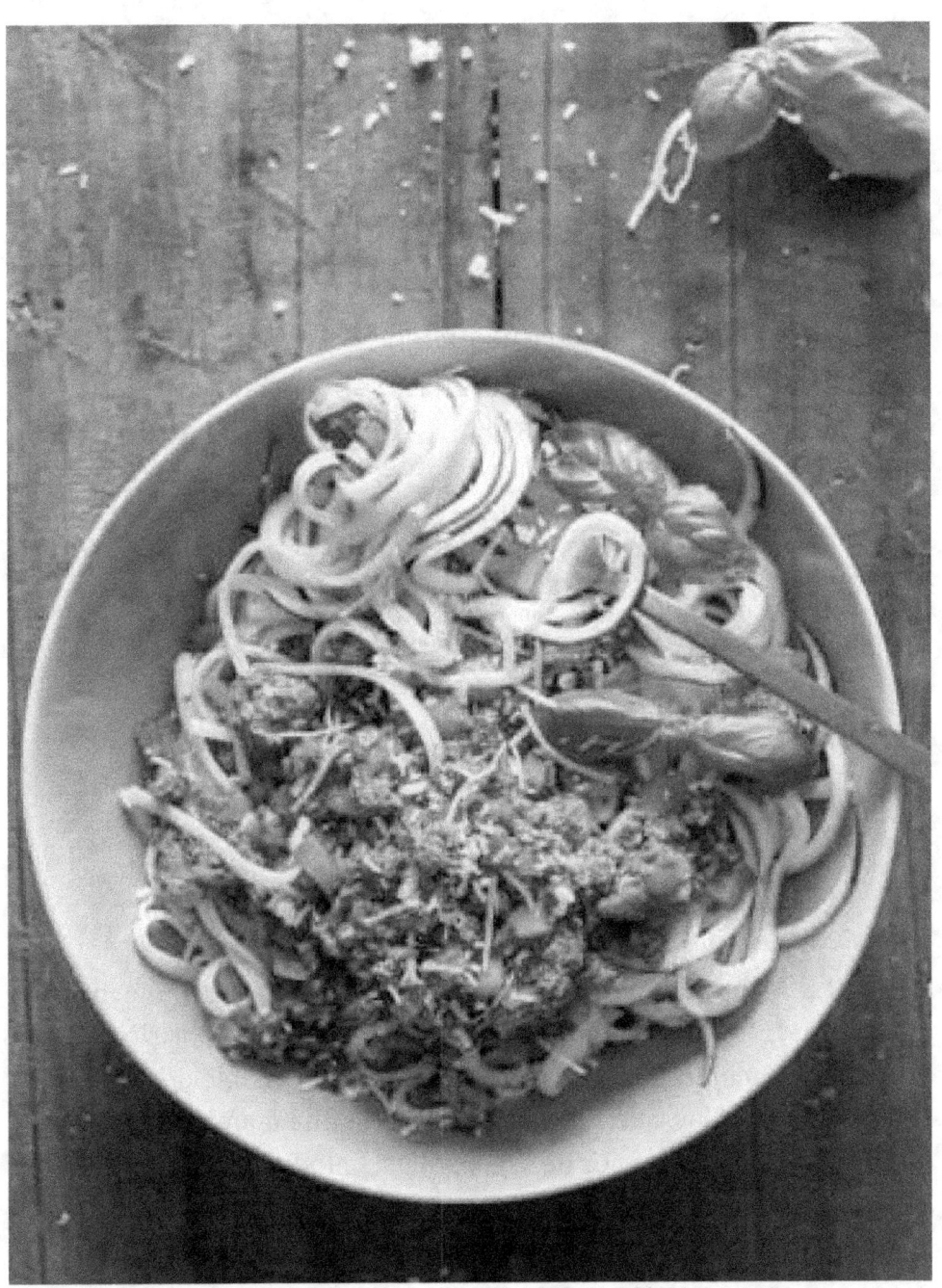

COSTILLITAS AHUMADAS CON SALSA DE MOPA DE MANZANA Y MOSTAZA

SUMERGIR: 1 hora de reposo: 15 minutos ahumado: 4 horas de cocción: 20 minutos rinde: 4 porciones FOTO

EL RICO SABOR Y LA TEXTURA CARNOSA. DE COSTILLAS AHUMADAS REQUIERE ALGO FRESCO Y CRUJIENTE PARA ACOMPAÑARLO. CASI CUALQUIER ENSALADA SERVIRÁ, PERO LA ENSALADA DE HINOJO (VERRECETA Y EN LA FOTO AQUÍ), ES ESPECIALMENTE BUENO.

COSTILLAS
- 8 a 10 trozos de madera de manzana o nogal
- 3 a 3½ libras de costillitas de lomo de cerdo
- ¼ taza de condimento ahumado (ver receta)

SALSA
- 1 manzana mediana para cocinar, pelada, sin corazón y en rodajas finas
- ¼ de taza de cebolla picada
- ¼ de taza de agua
- ¼ taza de vinagre de sidra
- 2 cucharadas de mostaza estilo Dijon (ver receta)
- 2 a 3 cucharadas de agua

1. Al menos 1 hora antes de cocinar con humo, remoje los trozos de madera en suficiente agua para cubrirlos. Escurrir antes de usar. Quite la grasa visible de las costillas. Si es necesario, retire la fina membrana de la parte posterior de las costillas. Coloque las costillas en una sartén grande y poco profunda. Espolvoree uniformemente con condimento ahumado; frote con los dedos. Deje reposar a temperatura ambiente durante 15 minutos.

2. En un ahumador, coloque las brasas precalentadas, los trozos de madera escurridos y la bandeja para agua de acuerdo con las instrucciones del fabricante. Vierta agua en la sartén. Coloque las costillas, con los huesos hacia abajo, en la parrilla sobre una bandeja para agua. (O coloque las costillas en una parrilla para costillas; coloque la parrilla para costillas en la parrilla). Cubra y ahuma durante 2 horas. Mantenga una temperatura de aproximadamente 225 ° F en el ahumador durante todo el tiempo que esté fumando. Agregue más carbón y agua según sea necesario para mantener la temperatura y la humedad.

3. Mientras tanto, para la salsa de fregona, en una cacerola pequeña combine las rodajas de manzana, la cebolla y ¼ de taza de agua. Llevar a ebullición; reducir el calor. Cocine a fuego lento, tapado, durante 10 a 12 minutos o hasta que las rodajas de manzana estén muy tiernas, revolviendo ocasionalmente. Déjelo enfriar un poco; transfiera la manzana y la cebolla sin escurrir a un procesador de alimentos o licuadora. Cubra y procese o mezcle hasta que quede suave. Regrese el puré a la cacerola. Agregue el vinagre y la mostaza estilo Dijon. Cocine a fuego medio-bajo durante 5 minutos, revolviendo ocasionalmente. Agregue de 2 a 3 cucharadas de agua (o más, según sea necesario) para que la salsa tenga la consistencia de una vinagreta. Divida la salsa en tercios.

4. Después de 2 horas, unte las costillas generosamente con un tercio de la salsa de fregona. Tapar y fumar 1 hora más. Vuelva a cepillar con otro tercio de la salsa de fregona. Envuelva cada trozo de costillas en papel de aluminio

grueso y vuelva a colocar las costillas en el ahumador, colocándolas una encima de la otra si es necesario. Cubra y ahúme durante 1 a 1½ horas más o hasta que las costillas estén tiernas. *

5. Desenvuelva las costillas y úntelas con el tercio restante de la salsa de fregona. Corta las costillas entre los huesos para servir.

* Consejo: para probar la ternura de las costillas, retire con cuidado el papel de aluminio de una de las placas de costillas. Levante la losa de nervadura con unas tenazas, sosteniendo la losa por el cuarto superior de la losa. Dale la vuelta a la losa de costilla para que el lado carnoso quede hacia abajo. Si las costillas están tiernas, la losa debe comenzar a desmoronarse al levantarla. Si no está tierno, envuélvalo nuevamente en papel de aluminio y continúe ahumando las costillas hasta que estén tiernas.

COSTILLAS DE CERDO A LA BARBACOA AL HORNO CON ENSALADA DE ENSALADA DE PIÑA FRESCA

DEBERES: 20 minutos de cocción: 8 minutos de horneado: 1 hora 15 minutos rinde: 4 porciones

LAS COSTILLAS DE CERDO AL ESTILO CAMPESTRE SON CARNOSAS, ECONÓMICOS Y, SI SE TRATAN DE LA MANERA CORRECTA, COMO COCINAR A FUEGO LENTO Y LENTO EN UN MONTÓN DE SALSA BARBACOA, SE ABLANDAN HASTA DERRETIRSE.

- 2 libras de costillas de cerdo al estilo campestre deshuesadas
- ¼ de cucharadita de pimienta negra
- 1 cucharada de aceite de coco refinado
- ½ taza de jugo de naranja natural
- 1½ tazas de salsa BBQ (ver receta)
- 3 tazas de col verde y / o lombarda rallada
- 1 taza de zanahorias ralladas
- 2 tazas de piña finamente picada
- ⅓ taza de vinagreta de cítricos brillante (ver receta)
- Salsa BBQ (ver receta) (Opcional)

1. Precaliente el horno a 350 ° F. Espolvorea la carne de cerdo con pimienta. En una sartén extra grande, caliente el aceite de coco a fuego medio-alto. Agrega las costillas de cerdo; cocine de 8 a 10 minutos o hasta que se dore, volteando para que se dore uniformemente. Coloque las costillas en una fuente para hornear rectangular de 3 cuartos de galón.

2. Para la salsa, agregue jugo de naranja a la sartén, revolviendo para raspar los trozos dorados. Agregue la 1½ taza de salsa BBQ. Vierta la salsa sobre las costillas. Voltee las costillas para cubrirlas con salsa (si es necesario, use una brocha de pastelería para untar la salsa sobre las costillas). Cubra bien la fuente para hornear con papel de aluminio.

3. Hornee las costillas durante 1 hora. Retire el papel de aluminio y unte las costillas con salsa de una fuente para hornear. Hornee unos 15 minutos más o hasta que las costillas estén tiernas y doradas y la salsa se haya espesado un poco.

4. Mientras tanto, para la ensalada de piña, combine el repollo, las zanahorias, la piña y la vinagreta de cítricos brillante. Cubra y refrigere hasta el momento de servir.

5. Sirva las costillas con ensalada y, si lo desea, salsa BBQ adicional.

ESTOFADO DE CERDO PICANTE

DEBERES: 20 minutos de cocción: 40 minutos rinde: 6 porciones

ESTE GUISO AL ESTILO HÚNGARO SE SIRVE SOBRE UNA CAMA DE REPOLLO CRUJIENTE Y APENAS MARCHITO PARA UNA COMIDA DE UN SOLO PLATO. TRITURA LAS SEMILLAS DE ALCARAVEA EN UN MORTERO Y SI TIENES UNA MANO DE MANO. SI NO, APLÁSTALOS BAJO EL LADO ANCHO DE UN CUCHILLO DE CHEF PRESIONANDO SUAVEMENTE EL CUCHILLO CON EL PUÑO.

ESTOFADO HÚNGARO

1½ libras de carne de cerdo molida

2 tazas de pimientos dulces rojos, naranjas y / o amarillos picados

¾ taza de cebolla morada finamente picada

1 chile rojo fresco pequeño, sin semillas y finamente picado (ver inclinar)

4 cucharaditas de condimento ahumado (ver receta)

1 cucharadita de semillas de alcaravea, trituradas

¼ de cucharadita de mejorana u orégano molidos

1 lata de 14 onzas de tomates cortados en cubitos sin sal agregada, sin escurrir

2 cucharadas de vinagre de vino tinto

1 cucharada de cáscara de limón finamente rallada

⅓ taza de perejil fresco cortado en tiras

REPOLLO

2 cucharadas de aceite de oliva

1 cebolla mediana, rebanada

1 repollo verde o morado, sin corazón y en rodajas finas

1. Para el gulash, en un horno holandés grande cocine la carne de cerdo molida, los pimientos dulces y la cebolla a fuego medio-alto durante 8 a 10 minutos o hasta que la carne de cerdo ya no esté rosada y las verduras estén tiernas y crujientes, revolviendo con una cuchara de madera. para

romper la carne. Escurre la grasa. Reduzca el fuego a bajo; agregue el chile rojo, el condimento ahumado, las semillas de alcaravea y la mejorana. Tape y cocine por 10 minutos. Agregue los tomates sin escurrir y el vinagre. Llevar a ebullición; reducir el calor. Cocine a fuego lento, tapado, durante 20 minutos.

2. Mientras tanto, para el repollo, en una sartén extra grande caliente el aceite a fuego medio. Agregue la cebolla y cocine hasta que se ablanden, aproximadamente 2 minutos. Agregue el repollo; revuelve para combinar. Reduzca el fuego a bajo. Cocine unos 8 minutos o hasta que el repollo esté tierno, revolviendo ocasionalmente.

3. Para servir, coloque un poco de la mezcla de repollo en un plato. Cubra con gulash y espolvoree con ralladura de limón y perejil.

SALCHICHA ITALIANA MARINARA DE ALBÓNDIGAS CON RODAJAS DE HINOJO Y SALTEADO DE CEBOLLA

DEBERES: 30 minutos de horneado: 30 minutos de cocción: 40 minutos rinde: 4 a 6 porciones

ESTA RECETA ES UN RARO EJEMPLO DE UN PRODUCTO ENLATADO QUE FUNCIONA TAN BIEN COMO, SI NO MEJOR, QUE LA VERSIÓN FRESCA. A MENOS QUE TENGA TOMATES QUE ESTÉN MUY, MUY MADUROS, NO OBTENDRÁ UNA CONSISTENCIA TAN BUENA EN UNA SALSA CON TOMATES FRESCOS COMO CON TOMATES ENLATADOS. SOLO ASEGÚRESE DE USAR UN PRODUCTO SIN SAL AGREGADA Y, MEJOR AÚN, ORGÁNICO.

ALBÓNDIGAS

- 2 huevos grandes
- ½ taza de harina de almendras
- 8 dientes de ajo picados
- 6 cucharadas de vino blanco seco
- 1 cucharada de pimentón
- 2 cucharaditas de pimienta negra
- 1 cucharadita de semillas de hinojo, ligeramente trituradas
- 1 cucharadita de orégano seco, triturado
- 1 cucharadita de tomillo seco, triturado
- ¼ a ½ cucharadita de pimienta de cayena
- 1½ libras de carne de cerdo molida

MARINARA

- 2 cucharadas de aceite de oliva
- 2 latas de 15 onzas de tomates triturados sin sal agregada o una lata de 28 onzas de tomates triturados sin sal agregada
- ½ taza de albahaca fresca cortada

3 bulbos de hinojo medianos, cortados por la mitad, sin corazón y en rodajas finas
1 cebolla dulce grande, cortada por la mitad y en rodajas finas

1. Precaliente el horno a 375 ° F. Cubra una bandeja para hornear con borde grande con papel pergamino; dejar de lado. En un tazón grande mezcle los huevos, la harina de almendras, 6 dientes de ajo picado, 3 cucharadas de vino, el pimentón, 1 ½ cucharadita de pimienta negra, las semillas de hinojo, el orégano, el tomillo y la pimienta de cayena. Agrega la carne de cerdo; mezclar bien. Forme la mezcla de cerdo en albóndigas de 1½ pulgada (debe tener alrededor de 24 albóndigas); colocar en una sola capa sobre la bandeja para hornear preparada. Hornee por unos 30 minutos o hasta que esté ligeramente dorado, volteando una vez mientras hornea.

2. Mientras tanto, para la salsa marinara, en un horno holandés de 4 a 6 cuartos de galón caliente 1 cucharada de aceite de oliva. Agrega los 2 dientes de ajo picados restantes; cocine alrededor de 1 minuto o hasta que empiece a dorarse. Agregue rápidamente las 3 cucharadas de vino restantes, los tomates triturados y la albahaca. Llevar a ebullición; reducir el calor. Cocine a fuego lento, sin tapar, durante 5 minutos. Revuelva con cuidado las albóndigas cocidas en la salsa marinara. Tape y cocine a fuego lento durante 25 a 30 minutos.

3. Mientras tanto, en una sartén grande caliente la 1 cucharada de aceite de oliva restante a fuego medio. Agregue el hinojo en rodajas y la cebolla. Cocine de 8 a 10 minutos o hasta que estén tiernos y ligeramente dorados, revolviendo con frecuencia. Sazone con la ½ cucharadita

de pimienta negra restante. Sirve las albóndigas y la salsa marinara sobre el sofrito de hinojo y cebolla.

BARCOS DE CALABACÍN RELLENOS DE CERDO CON ALBAHACA Y PIÑONES

DEBERES: 20 minutos de cocción: 22 minutos de horneado: 20 minutos rinde: 4 porciones

A LOS NIÑOS LES ENCANTARÁ ESTE PLATILLO DIVERTIDO DE COMER DE CALABACÍN AHUECADO RELLENO DE CARNE DE CERDO MOLIDA, TOMATES Y PIMIENTOS DULCES. SI LO DESEA, AGREGUE 3 CUCHARADAS DE PESTO DE ALBAHACA (VEARECETA) EN LUGAR DE ALBAHACA FRESCA, PEREJIL Y PIÑONES.

2 calabacines medianos
1 cucharada de aceite de oliva virgen extra
12 onzas de carne de cerdo molida
¾ taza de cebolla picada
2 dientes de ajo picados
1 taza de tomates picados
⅔ taza de pimiento dulce amarillo o naranja finamente picado
1 cucharadita de semillas de hinojo, ligeramente trituradas
½ cucharadita de hojuelas de pimiento rojo triturado
¼ taza de albahaca fresca cortada
3 cucharadas de perejil fresco cortado en tiras
2 cucharadas de piñones tostados (ver inclinar) y picado en trozos grandes
1 cucharadita de cáscara de limón finamente rallada

1. Precaliente el horno a 350 ° F. Corte el calabacín por la mitad a lo largo y raspe con cuidado el centro, dejando una cáscara de ¼ de pulgada de grosor. Pica en trozos grandes la pulpa de calabacín y reserva. Coloque las mitades de calabacín, con los lados cortados hacia arriba,

en una bandeja para hornear forrada con papel de aluminio.

2. Para el relleno, en una sartén grande calentar el aceite de oliva a fuego medio-alto. Agrega la carne de cerdo molida; cocine hasta que ya no esté rosado, revolviendo con una cuchara de madera para romper la carne. Escurre la grasa. Reduzca el fuego a medio. Agrega la pulpa de calabacín, la cebolla y el ajo reservados; cocine y revuelva unos 8 minutos o hasta que la cebolla esté suave. Agregue los tomates, el pimiento dulce, las semillas de hinojo y el pimiento rojo triturado. Cocine unos 10 minutos o hasta que los tomates estén blandos y comiencen a romperse. Retire la sartén del fuego. Agregue la albahaca, el perejil, los piñones y la cáscara de limón. Divida el relleno entre las cáscaras de calabacín, formando un pequeño montículo. Hornee durante 20 a 25 minutos o hasta que las cáscaras de calabacín estén tiernas pero crujientes.

TAZONES DE FIDEOS DE CERDO AL CURRY Y PIÑA CON LECHE DE COCO Y HIERBAS

DEBERES: 30 minutos de cocción: 15 minutos de horneado: 40 minutos rinde: 4 porciones <u>FOTO</u>

1 calabaza espagueti grande
2 cucharadas de aceite de coco refinado
1 libra de carne de cerdo molida
2 cucharadas de cebolletas finamente picadas
2 cucharadas de jugo de lima fresco
1 cucharada de jengibre fresco picado
6 dientes de ajo picados
1 cucharada de limoncillo picado
1 cucharada de curry rojo estilo tailandés sin sal agregada
1 taza de pimiento rojo picado
1 taza de cebolla picada
½ taza de zanahoria cortada en juliana
1 baby bok choy, en rodajas (3 tazas)
1 taza de champiñones frescos en rodajas
1 o 2 chiles de ave tailandeses, en rodajas finas (ver <u>inclinar</u>)
1 lata de 13.5 onzas de leche de coco natural (como Nature's Way)
½ taza de caldo de huesos de pollo (ver <u>receta</u>) o caldo de pollo sin sal agregada
¼ de taza de jugo de piña fresco
3 cucharadas de mantequilla de anacardo sin sal sin aceite añadido
1 taza de piña fresca en cubos, en cubos
Rodajas de limón
Cilantro fresco, menta y / o albahaca tailandesa
Anacardos asados picados

1. Precaliente el horno a 400 ° F. Calienta la calabaza espagueti en el microondas a temperatura alta durante 3 minutos. Corta con cuidado la calabaza por la mitad a lo largo y raspa las semillas. Frote 1 cucharada de aceite de coco sobre los lados cortados de la calabaza. Coloque las mitades de calabaza, con los lados cortados hacia abajo, en una bandeja para hornear. Hornee durante 40 a 50 minutos o hasta que la calabaza se pueda perforar fácilmente con un cuchillo. Con las púas de un tenedor, raspe la pulpa de las cáscaras y manténgala caliente hasta que esté lista para servir.

2. Mientras tanto, en un tazón mediano combine la carne de cerdo, las cebolletas, el jugo de lima, el jengibre, el ajo, la hierba de limón y el curry en polvo; mezclar bien. En una sartén extra grande, caliente la 1 cucharada restante de aceite de coco a fuego medio-alto. Agrega la mezcla de cerdo; cocine hasta que ya no esté rosado, revolviendo con una cuchara de madera para romper la carne. Agrega el pimiento dulce, la cebolla y la zanahoria; cocine y revuelva unos 3 minutos o hasta que las verduras estén tiernas pero crujientes. Agregue el bok choy, los champiñones, los chiles, la leche de coco, el caldo de hueso de pollo, el jugo de piña y la mantequilla de anacardo. Llevar a ebullición; reducir el calor. Agrega la piña; cocine a fuego lento, sin tapar, hasta que esté completamente caliente.

3. Para servir, divida la calabaza espagueti entre cuatro tazones para servir. Sirva el cerdo al curry sobre la calabaza. Sirva con rodajas de limón, hierbas y anacardos.

EMPANADAS PICANTES DE CERDO A LA PARRILLA CON ENSALADA DE PEPINO PICANTE

DEBERES: 30 minutos a la parrilla: 10 minutos de reposo: 10 minutos rinde: 4 porciones

LA ENSALADA DE PEPINO CRUJIENTE AROMATIZADO CON MENTA FRESCA ES UN COMPLEMENTO REFRESCANTE Y REFRESCANTE PARA LAS HAMBURGUESAS DE CERDO PICANTES.

- ⅓ taza de aceite de oliva
- ¼ taza de menta fresca picada
- 3 cucharadas de vinagre de vino blanco
- 8 dientes de ajo picados
- ¼ de cucharadita de pimienta negra
- 2 pepinos medianos, en rodajas muy finas
- 1 cebolla pequeña, cortada en rodajas finas (aproximadamente ½ taza)
- 1¼ a 1½ libras de carne de cerdo molida
- ¼ taza de cilantro fresco picado
- 1 a 2 chiles jalapeños o serranos medianos frescos, sin semillas (si lo desea) y finamente picados (ver inclinar)
- 2 pimientos rojos medianos, sin semillas y cortados en cuartos
- 2 cucharaditas de aceite de oliva

1. En un tazón grande, mezcle ⅓ taza de aceite de oliva, menta, vinagre, 2 dientes de ajo picado y pimienta negra. Agregue los pepinos en rodajas y la cebolla. Mezcle hasta que esté bien cubierto. Cubra y enfríe hasta que esté listo para servir, revolviendo una o dos veces.

2. En un tazón grande combine la carne de cerdo, el cilantro, el chile y los 6 dientes de ajo picados restantes. Forme cuatro hamburguesas de ¾ de pulgada de grosor. Unte los

cuartos de pimiento ligeramente con las 2 cucharaditas de aceite de oliva.

3. Para una parrilla de carbón o gas, coloque las hamburguesas y los cuartos de pimiento dulce directamente a fuego medio. Tape y ase hasta que un termómetro de lectura instantánea insertado en los lados de las hamburguesas de cerdo registre 160 ° F y los cuartos de pimiento estén tiernos y ligeramente carbonizados, volteando las hamburguesas y los cuartos de pimiento una vez a la mitad del asado. Deje pasar de 10 a 12 minutos para las hamburguesas y de 8 a 10 minutos para los cuartos de pimiento.

4. Cuando los cuartos de pimiento estén listos, envuélvalos en un trozo de papel de aluminio para encerrarlos por completo. Deje reposar unos 10 minutos o hasta que se enfríe lo suficiente como para manipularlo. Con un cuchillo afilado, retire con cuidado la piel de los pimientos. Cortar finamente los cuartos de pimiento a lo largo.

5. Para servir, revuelva la ensalada de pepino y vierta uniformemente en cuatro platos grandes para servir. Agregue una hamburguesa de cerdo a cada plato. Apile las rodajas de pimiento rojo uniformemente encima de las hamburguesas.

PIZZA DE CORTEZA DE CALABACÍN CON PESTO DE TOMATES SECADOS AL SOL, PIMIENTOS DULCES Y SALCHICHA ITALIANA

DEBERES: 30 minutos de cocción: 15 minutos de horneado: 30 minutos rinde: 4 porciones

ESTA ES UNA PIZZA CON CUCHILLO Y TENEDOR. ASEGÚRESE DE PRESIONAR LIGERAMENTE LA SALCHICHA Y LOS PIMIENTOS EN LA CORTEZA RECUBIERTA DE PESTO PARA QUE LAS COBERTURAS SE ADHIERAN LO SUFICIENTE COMO PARA QUE LA PIZZA SE CORTE PERFECTAMENTE.

- 2 cucharadas de aceite de oliva
- 1 cucharada de almendras finamente molidas
- 1 huevo grande, ligeramente batido
- ½ taza de harina de almendras
- 1 cucharada de orégano fresco cortado en tiras
- ¼ de cucharadita de pimienta negra
- 3 dientes de ajo picados
- 3½ tazas de calabacín rallado (2 medianos)
- Salchicha Italiana (ver receta, debajo)
- 1 cucharada de aceite de oliva virgen extra
- 1 pimiento dulce (amarillo, rojo o la mitad de cada uno), sin semillas y cortado en tiras muy finas
- 1 cebolla pequeña, finamente rebanada
- Pesto de tomate secado al sol (ver receta, debajo)

1. Precaliente el horno a 425 ° F. Unte un molde para pizza de 12 pulgadas con 2 cucharadas de aceite de oliva. Espolvorea con almendras molidas; dejar de lado.

2. Para la base, en un tazón grande combine el huevo, la harina de almendras, el orégano, la pimienta negra y el ajo. Coloque el calabacín rallado en una toalla limpia o un trozo de gasa. Envolver bien

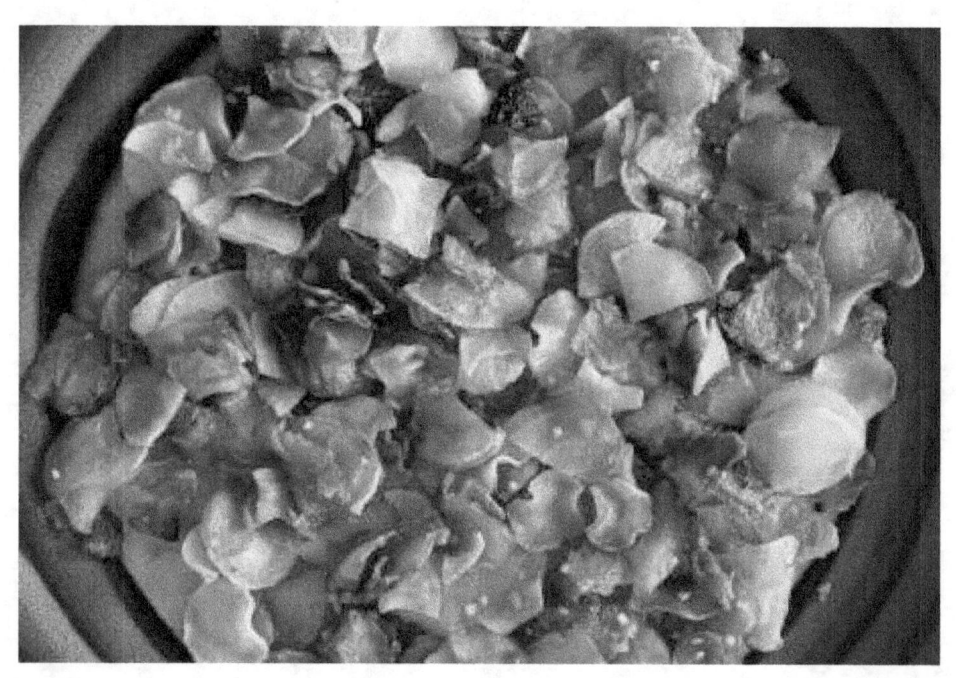

PIERNA DE CORDERO AHUMADO AL LIMÓN Y CILANTRO CON ESPÁRRAGOS A LA PLANCHA

SUMERGIR: 30 minutos de preparación: 20 minutos a la parrilla: 45 minutos de reposo: 10 minutos rinde: 6 a 8 porciones

SENCILLO PERO ELEGANTE, ESTE PLATO PRESENTA DOS INGREDIENTES QUE COBRAN VIDA EN LA PRIMAVERA: CORDERO Y ESPÁRRAGOS. TOSTAR LAS SEMILLAS DE CILANTRO REALZA EL SABOR CÁLIDO, TERROSO Y LIGERAMENTE ÁCIDO.

- 1 taza de astillas de madera de nogal
- 2 cucharadas de semillas de cilantro
- 2 cucharadas de cáscara de limón finamente rallada
- 1½ cucharaditas de pimienta negra
- 2 cucharadas de tomillo fresco cortado en tiras
- 1 pierna de cordero deshuesada de 2 a 3 libras
- 2 manojos de espárragos frescos
- 1 cucharada de aceite de oliva
- ¼ de cucharadita de pimienta negra
- 1 limón cortado en cuartos

1. Por lo menos 30 minutos antes de la cocción ahumada, en un tazón remoje las hojuelas de nogal en suficiente agua para cubrirlas; dejar de lado. Mientras tanto, en una sartén pequeña, tueste las semillas de cilantro a fuego medio durante unos 2 minutos o hasta que estén fragantes y crujientes, revolviendo con frecuencia. Retire las semillas de la sartén; dejar enfriar. Cuando las semillas se hayan enfriado, tritúrelas en un mortero (o coloque las semillas en una tabla de cortar y tritúrelas con el dorso de una cuchara de madera). En un tazón pequeño combine

las semillas de cilantro trituradas, la cáscara de limón, la 1½ cucharadita de pimienta y el tomillo; dejar de lado.

2. Quite la red del asado de cordero, si está presente. En una superficie de trabajo, abra el asado, con la grasa hacia abajo. Espolvoree la mitad de la mezcla de especias sobre la carne; frote con los dedos. Enrolle el asado y átelo con cuatro a seis piezas de hilo de cocina 100% algodón. Espolvoree la mezcla de especias restante sobre el exterior del asado, presionando ligeramente para que se adhiera.

3. Para una parrilla de carbón, coloque las brasas a fuego medio alrededor de una bandeja de goteo. Pruebe a fuego medio sobre la sartén. Espolvorea las astillas de madera escurridas sobre las brasas. Coloque el cordero asado en la parrilla sobre la bandeja de goteo. Cubra y ahúme durante 40 a 50 minutos a temperatura media (145 ° F). (Para una parrilla de gas, precaliente la parrilla. Reduzca el fuego a medio. Ajuste para la cocción indirecta. Ahumar como se indicó anteriormente, excepto que agregue las astillas de madera escurridas de acuerdo con las instrucciones del fabricante). Cubra el asado sin apretar con papel de aluminio. Deje reposar durante 10 minutos antes de cortar.

4. Mientras tanto, corte las puntas leñosas de los espárragos. En un tazón grande mezcle los espárragos con aceite de oliva y ¼ de cucharadita de pimienta. Coloque los espárragos alrededor de los bordes exteriores de la parrilla, directamente sobre las brasas y perpendiculares a la rejilla de la parrilla. Tape y cocine a la parrilla durante

5 a 6 minutos hasta que estén tiernos y crujientes. Exprime rodajas de limón sobre los espárragos.

5. Quite el hilo del cordero asado y corte la carne en rodajas finas. Sirva la carne con espárragos a la plancha.

OLLA CALIENTE DE CORDERO

DEBERES: 30 minutos de cocción: 2 horas 40 minutos rinde: 4 porciones

CALIENTA CON ESTE SABROSO GUISO EN UNA NOCHE DE OTOÑO O INVIERNO. EL ESTOFADO SE SIRVE SOBRE UN PURÉ ATERCIOPELADO DE RAÍZ DE APIO Y CHIRIVÍA AROMATIZADO CON MOSTAZA ESTILO DIJON, CREMA DE ANACARDOS Y CEBOLLINO. NOTA: LA RAÍZ DE APIO A VECES SE LLAMA APIO NABO.

- 10 granos de pimienta negra
- 6 hojas de salvia
- 3 pimienta de Jamaica entera
- 2 tiras de piel de naranja de 2 pulgadas
- 2 libras de paleta de cordero deshuesada
- 3 cucharadas de aceite de oliva
- 2 cebollas medianas, picadas en trozos grandes
- 1 lata de 14.5 onzas de tomates cortados en cubitos sin sal agregada, sin escurrir
- 1½ tazas de caldo de hueso de res (ver receta) o caldo de res sin sal agregada
- ¾ taza de vino blanco seco
- 3 dientes de ajo grandes, triturados y pelados
- 2 libras de raíz de apio, pelada y cortada en cubos de 1 pulgada
- 6 chirivías medianas, peladas y cortadas en rodajas de 1 pulgada (aproximadamente 2 libras)
- 2 cucharadas de aceite de oliva
- 2 cucharadas de crema de anacardos (ver receta)
- 1 cucharada de mostaza estilo Dijon (ver receta)
- ¼ de taza de cebollino cortado en tiras

1. Para el bouquet garni, corte un cuadrado de una gasa de 7 pulgadas. Coloque los granos de pimienta, la salvia, la pimienta de Jamaica y la cáscara de naranja en el centro de la gasa. Levante las esquinas de la estopilla y átela

firmemente con hilo de cocina limpio 100% algodón. Dejar de lado.

2. Quite la grasa de la paleta de cordero; corte el cordero en trozos de 1 pulgada. En un horno holandés calienta las 3 cucharadas de aceite de oliva a fuego medio. Cocine el cordero, en tandas si es necesario, en aceite caliente hasta que se dore; Retirar de la sartén y mantener caliente. Agrega las cebollas a la sartén; cocine de 5 a 8 minutos o hasta que se ablanden y se doren ligeramente. Agregue bouquet garni, tomates sin escurrir, 1¼ tazas de caldo de hueso de res, vino y ajo. Llevar a ebullición; reducir el calor. Cocine a fuego lento, tapado, durante 2 horas, revolviendo ocasionalmente. Retire y deseche el bouquet garni.

3. Mientras tanto, para hacer puré, coloque la raíz de apio y las chirivías en una olla grande; cubrir con agua. Llevar a ebullición a fuego medio-alto; reduzca el fuego a bajo. Tape y cocine a fuego lento durante 30 a 40 minutos o hasta que las verduras estén muy tiernas al pincharlas con un tenedor. Drenar; coloque las verduras en un procesador de alimentos. Agregue el ¼ de taza restante de caldo de hueso de res y las 2 cucharadas de aceite; Pulse hasta que el puré esté casi suave pero todavía tenga algo de textura, deteniéndose una o dos veces para raspar los lados. Transfiera el puré a un tazón. Agregue la crema de anacardos, la mostaza y las cebolletas.

4. Para servir, divida el puré en cuatro tazones; cubra con Lamb Hot Pot.

ESTOFADO DE CORDERO CON FIDEOS DE RAÍZ DE APIO

DEBERES: Horneado en 30 minutos: 1 hora 30 minutos Rinde: 6 porciones

LA RAÍZ DE APIO TOMA UN ASPECTO COMPLETAMENTE DIFERENTE. FORMA EN ESTE GUISO QUE EN LA OLLA CALIENTE DE CORDERO (VER RECETA). SE UTILIZA UNA CORTADORA DE MANDOLINA PARA CREAR TIRAS MUY FINAS DE LA RAÍZ DULCE Y CON SABOR A NUEZ. LOS "FIDEOS" HIERVEN A FUEGO LENTO EN EL GUISO HASTA QUE ESTÉN TIERNOS.

2 cucharaditas de condimento de hierbas de limón (ver receta)

1½ libras de carne de estofado de cordero, cortada en cubos de 1 pulgada

2 cucharadas de aceite de oliva

2 tazas de cebollas picadas

1 taza de zanahorias picadas

1 taza de nabos cortados en cubitos

1 cucharada de ajo picado (6 dientes)

2 cucharadas de pasta de tomate sin sal agregada

½ taza de vino tinto seco

4 tazas de caldo de hueso de res (ver receta) o caldo de res sin sal agregada

1 hoja de laurel

2 tazas de calabaza en cubos de 1 pulgada

1 taza de berenjena en cubitos

1 libra de raíz de apio, pelada

Perejil fresco picado

1. Precaliente el horno a 250 ° F. Espolvoree el condimento de hierbas de limón de manera uniforme sobre el cordero. Mezcle suavemente para cubrir. Caliente un horno holandés de 6 a 8 cuartos de galón a fuego medio-alto. Agregue 1 cucharada de aceite de oliva y la mitad del

cordero sazonado al horno holandés. Dore la carne en aceite caliente por todos lados; Transfiera la carne dorada a un plato y repita con el resto del cordero y el aceite de oliva. Reduzca el fuego a medio.

2. Agregue cebollas, zanahorias y nabos a la olla. Cocine y revuelva las verduras durante 4 minutos; agregue el ajo y la pasta de tomate y cocine 1 minuto más. Agregue el vino tinto, el caldo de hueso de res, la hoja de laurel y la carne reservada y los jugos acumulados en la olla. Lleve la mezcla a fuego lento. Cubra y coloque el horno holandés en el horno precalentado. Hornea por 1 hora. Agregue la calabaza y la berenjena. Regrese al horno y hornee por 30 minutos adicionales.

3. Mientras el estofado está en el horno, use una mandolina para cortar en rodajas muy finas la raíz de apio. Corte las rodajas de raíz de apio en tiras de ½ pulgada de ancho. (Debería tener alrededor de 4 tazas). Revuelva las tiras de raíz de apio en el guiso. Cocine a fuego lento unos 10 minutos o hasta que estén tiernos. Retire y deseche la hoja de laurel antes de servir el guiso. Espolvorea cada porción con perejil picado.

CHULETAS DE CORDERO CON SALSA PICANTE DE GRANADA Y DÁTILES

DEBERES: 10 minutos de cocción: 18 minutos de enfriamiento: 10 minutos rinde: 4 porciones

EL TÉRMINO "FRANCÉS" SE REFIERE A UNA COSTILLADEL CUAL SE HAN ELIMINADO LA GRASA, LA CARNE Y EL TEJIDO CONECTIVO CON UN CUCHILLO DE COCINA AFILADO. ES UNA PRESENTACIÓN ATRACTIVA. PÍDALE A SU CARNICERO QUE LO HAGA O PUEDE HACERLO USTED MISMO.

CHATNEY

- ½ taza de jugo de granada sin azúcar
- 1 cucharada de jugo de limón fresco
- 1 chalota, pelada y cortada en rodajas finas en aros
- 1 cucharadita de cáscara de naranja finamente rallada
- ⅓ taza de dátiles Medjool picados
- ¼ de cucharadita de pimiento rojo triturado
- ¼ de taza de arilos de granada *
- 1 cucharada de aceite de oliva
- 1 cucharada de perejil italiano fresco (de hoja plana) picado

CHULETAS DE CORDERO

- 2 cucharadas de aceite de oliva
- 8 chuletas de costilla de cordero a la francesa

1. Para la salsa picante, en una sartén pequeña combine el jugo de granada, jugo de limón y chalota. Llevar a ebullición; reducir el calor. Cocine a fuego lento, sin tapar, durante 2 minutos. Agregue la cáscara de naranja, los dátiles y el pimiento rojo triturado. Deje reposar hasta que se enfríe, unos 10 minutos. Agregue los arilos de granada, 1

cucharada de aceite de oliva y el perejil. Dejar reposar a temperatura ambiente hasta el momento de servir.

2. Para las chuletas, en una sartén grande caliente las 2 cucharadas de aceite de oliva a fuego medio. Trabajando en tandas, agregue las chuletas a la sartén y cocine de 6 a 8 minutos a fuego medio (145 ° F), volteando una vez. Cubra las chuletas con la salsa picante.

* Nota: Las granadas frescas y sus arilos, o semillas, están disponibles de octubre a febrero. Si no puede encontrarlos, use semillas secas sin endulzar para agregar un toque crujiente al chutney.

CHULETAS DE LOMO DE CORDERO CHIMICHURRI CON REPOLLO DE RADICCHIO SALTEADO

DEBERES: 30 minutos marinado: 20 minutos cocción: 20 minutos rinde: 4 porciones

EN ARGENTINA, EL CHIMICHURRI ES EL CONDIMENTO MÁS POPULAR.ACOMPAÑANDO EL RENOMBRADO BISTEC A LA PARRILLA AL ESTILO GAUCHO DE ESE PAÍS. HAY MUCHAS VARIACIONES, PERO LA SALSA ESPESA DE HIERBAS GENERALMENTE SE ELABORA CON PEREJIL, CILANTRO U ORÉGANO, CHALOTES Y / O AJO, PIMIENTO ROJO TRITURADO, ACEITE DE OLIVA Y VINAGRE DE VINO TINTO. ES EXCELENTE PARA BISTEC A LA PARRILLA, PERO IGUALMENTE BRILLANTE EN CHULETAS DE CORDERO, POLLO Y CERDO ASADOS O A LA SARTÉN.

8 chuletas de lomo de cordero, cortadas de 1 pulgada de grosor

½ taza de salsa chimichurri (ver receta)

2 cucharadas de aceite de oliva

1 cebolla dulce, cortada por la mitad y en rodajas

1 cucharadita de semillas de comino, trituradas *

1 diente de ajo picado

1 cabeza de achicoria, sin corazón y cortada en tiras finas

1 cucharada de vinagre balsámico

1. Coloque las chuletas de cordero en un tazón extra grande. Rocíe con 2 cucharadas de salsa chimichurri. Con los dedos, frote la salsa sobre toda la superficie de cada chuleta. Deje macerar las chuletas a temperatura ambiente durante 20 minutos.

2. Mientras tanto, para la ensalada de achicoria salteada, en una sartén extra grande caliente 1 cucharada de aceite de oliva. Agregue la cebolla, las semillas de comino y el ajo; cocine de 6 a 7 minutos o hasta que la cebolla se ablande, revolviendo con frecuencia. Agregue achicoria; cocine de 1 a 2 minutos o hasta que la achicoria se marchite ligeramente. Transfiera la ensalada a un tazón grande. Agregue vinagre balsámico y mezcle bien para combinar. Cubra y mantenga caliente.

3. Limpie la sartén. Agrega la 1 cucharada de aceite de oliva restante a la sartén y calienta a fuego medio-alto. Agrega las chuletas de cordero; reduzca el fuego a medio. Cocine de 9 a 11 minutos o hasta que esté cocido deseado, volteando las chuletas de vez en cuando con pinzas.

4. Sirva las chuletas con ensalada y el resto de la salsa chimichurri.

* Nota: Para triturar las semillas de comino, use un mortero y un mortero, o coloque las semillas en una tabla de cortar y triture con un cuchillo de chef.

CHULETAS DE CORDERO UNTADAS CON ANCHO Y SALVIA CON REMOULADE DE ZANAHORIA Y CAMOTE

DEBERES: 12 minutos de frío: 1 a 2 horas grill: 6 minutos rinde: 4 porciones

HAY TRES TIPOS DE CHULETAS DE CORDERO.LAS CHULETAS DE LOMO GRUESAS Y CARNOSAS PARECEN PEQUEÑOS CHULETONES. LAS CHULETAS DE COSTILLA, LLAMADAS AQUÍ, SE CREAN CORTANDO ENTRE LOS HUESOS DE UN COSTILLAR DE CORDERO. SON MUY TIERNOS Y TIENEN UN HUESO LARGO Y ATRACTIVO EN EL COSTADO. A MENUDO SE SIRVEN A LA PLANCHA O A LA PLANCHA. LAS CHULETAS DE HOMBRO ECONÓMICAS SON UN POCO MÁS GORDAS Y MENOS TIERNAS QUE LOS OTROS DOS TIPOS. ES MEJOR DORARLOS Y LUEGO ESTOFARLOS EN VINO, CALDO Y TOMATES, O UNA COMBINACIÓN DE ELLOS.

- 3 zanahorias medianas, ralladas en trozos grandes
- 2 batatas pequeñas, cortadas en juliana * o ralladas en trozos grandes
- ½ taza de Paleo Mayo (ver receta)
- 2 cucharadas de jugo de limón fresco
- 2 cucharaditas de mostaza estilo Dijon (ver receta)
- 2 cucharadas de perejil fresco picado
- ½ cucharadita de pimienta negra
- 8 chuletas de costilla de cordero, cortadas de ½ a ¾ de pulgada de grosor
- 2 cucharadas de salvia fresca cortada en tiras o 2 cucharaditas de salvia seca, triturada
- 2 cucharaditas de chile ancho molido
- ½ cucharadita de ajo en polvo

1. Para el remoulade, en un tazón mediano combine las zanahorias y las batatas. En un tazón pequeño, mezcle Paleo Mayo, jugo de limón, mostaza estilo Dijon, perejil y pimienta negra. Vierta sobre las zanahorias y las batatas; revuelva para cubrir. Cubra y enfríe de 1 a 2 horas.

2. Mientras tanto, en un tazón pequeño combine la salvia, el chile ancho y el ajo en polvo. Frote la mezcla de especias sobre las chuletas de cordero.

3. Para una parrilla de carbón o gas, coloque las chuletas de cordero en una parrilla directamente a fuego medio. Tape y cocine a la parrilla durante 6 a 8 minutos para medio crudo (145 ° F) o de 10 a 12 minutos para medio (150 ° F), volteando una vez a la mitad de la parrilla.

4. Sirva las chuletas de cordero con el remoulade.

* Nota: Use una mandolina con un accesorio en juliana para cortar las batatas.

HAMBURGUESAS DE CORDERO RELLENAS DE LA HUERTA CON COULIS DE PIMIENTO ROJO

DEBERES: 20 minutos reposo: 15 minutos grill: 27 minutos rinde: 4 porciones

UN COULIS NO ES MÁS QUE UNA SALSA SENCILLA Y SUAVE. HECHO CON PURÉ DE FRUTAS O VERDURAS. LA BRILLANTE Y HERMOSA SALSA DE PIMIENTO ROJO PARA ESTAS HAMBURGUESAS DE CORDERO RECIBE UNA DOBLE DOSIS DE HUMO: DE LA PARRILLA Y DE UN CHUPITO DE PIMENTÓN AHUMADO.

COULIS DE PIMIENTO ROJO
- 1 pimiento rojo grande
- 1 cucharada de vinagre de vino blanco seco o vino blanco
- 1 cucharadita de aceite de oliva
- ½ cucharadita de pimentón ahumado

HAMBURGUESAS
- ¼ taza de tomates secos sin azufrar, cortados en tiras
- ¼ de taza de calabacín rallado
- 1 cucharada de albahaca fresca cortada
- 2 cucharaditas de aceite de oliva
- ½ cucharadita de pimienta negra
- 1½ libras de cordero molido
- 1 clara de huevo, ligeramente batida
- 1 cucharada de condimento mediterráneo (ver receta)

1. Para el coulis de pimiento rojo, coloque el pimiento rojo en la parrilla directamente a fuego medio. Tape y cocine a la parrilla durante 15 a 20 minutos o hasta que esté carbonizado y muy tierno, volteando el pimiento cada 5

minutos para que se queme por cada lado. Retirar de la parrilla y colocar inmediatamente en una bolsa de papel o papel de aluminio para encerrar completamente el pimiento. Deje reposar durante 15 minutos o hasta que se enfríe lo suficiente como para manipularlo. Con un cuchillo afilado, retire la piel con cuidado y deséchela. Cortar el pimiento a lo largo en cuartos y quitar los tallos, semillas y membranas. En un procesador de alimentos combine el pimiento asado, el vino, el aceite de oliva y el pimentón ahumado. Cubra y procese o mezcle hasta que quede suave.

2. Mientras tanto, para el relleno, coloque los tomates secos en un tazón pequeño y cúbralos con agua hirviendo. Deje reposar durante 5 minutos; drenar. Seque los tomates y el calabacín rallado con toallas de papel. En un tazón pequeño, mezcle los tomates, el calabacín, la albahaca, el aceite de oliva y ¼ de cucharadita de pimienta negra; dejar de lado.

3. En un tazón grande combine el cordero molido, la clara de huevo, el ¼ de cucharadita restante de pimienta negra y el condimento mediterráneo; mezclar bien. Divida la mezcla de carne en ocho porciones iguales y forme cada una en una hamburguesa de ¼ de pulgada de grosor. Vierta el relleno en cuatro de las hamburguesas; cubra con las empanadas restantes y pellizque los bordes para sellar el relleno.

4. Coloque las hamburguesas en la parrilla directamente a fuego medio. Tape y cocine a la parrilla durante 12 a 14

minutos o hasta que esté listo (160 ° F), volteando una vez a la mitad de la parrilla.

5. Para servir, cubra las hamburguesas con coulis de pimiento rojo.

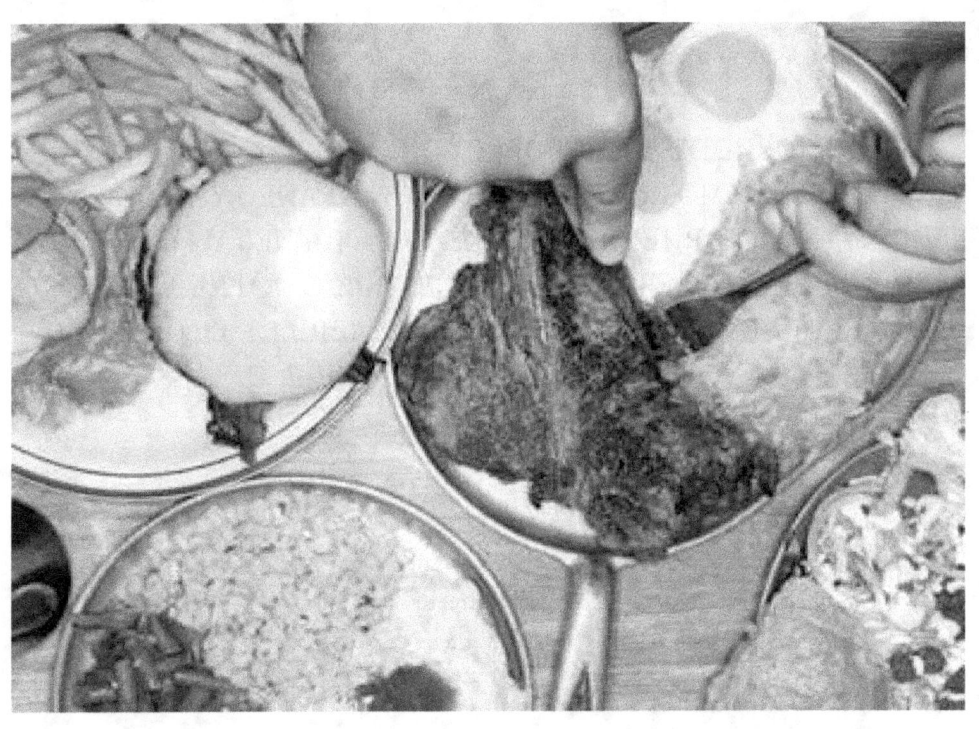

BROCHETAS DE CORDERO CON DOBLE ORÉGANO Y SALSA TZATZIKI

SUMERGIR: 30 minutos de preparación: 20 minutos de enfriamiento: 30 minutos de grill: 8 minutos rinde: 4 porciones

ESTAS BROCHETAS DE CORDERO SON ESENCIALMENTE LO QUE SE CONOCE COMO KOFTA EN EL MEDITERRÁNEO Y MEDIO ORIENTE: LA CARNE MOLIDA SAZONADA (GENERALMENTE CORDERO O TERNERA) SE FORMA EN BOLAS O ALREDEDOR DE UNA BROCHETA Y LUEGO SE ASA A LA PARRILLA. EL ORÉGANO FRESCO Y SECO LES DA UN GRAN SABOR GRIEGO.

8 brochetas de madera de 10 pulgadas

BROCHETAS DE CORDERO

1½ libras de cordero molido magro

1 cebolla pequeña, rallada y exprimida en seco

1 cucharada de orégano fresco cortado en tiras

2 cucharaditas de orégano seco, triturado

1 cucharadita de pimienta negra

SALSA TZATZIKI

1 taza de Paleo Mayo (ver receta)

½ de un pepino grande, sin semillas, desmenuzado y exprimido en seco

2 cucharadas de jugo de limón fresco

1 diente de ajo picado

1. Remoje las brochetas en suficiente agua para cubrirlas durante 30 minutos.

2. Para las brochetas de cordero, en un tazón grande combine el cordero molido, la cebolla, el orégano fresco y seco y la pimienta; mezclar bien. Divida la mezcla de cordero en ocho porciones iguales. Forma cada porción alrededor de

la mitad de una brocheta, creando un tronco de 5 × 1 pulgada. Cubra y enfríe durante al menos 30 minutos.

3. Mientras tanto, para la salsa Tzatziki, en un tazón pequeño combine Paleo Mayo, pepino, jugo de limón y ajo. Cubra y enfríe hasta servir.

4. Para una parrilla de carbón o gas, coloque las brochetas de cordero en la parrilla directamente a fuego medio. Tape y cocine a la parrilla unos 8 minutos a temperatura media (160 ° F), volteando una vez a la mitad de la parrilla.

5. Sirva brochetas de cordero con salsa Tzatziki.

POLLO ASADO CON AZAFRÁN Y LIMÓN

DEBERES: 15 minutos de enfriamiento: 8 horas de asado: 1 hora 15 minutos de reposo: 10 minutos rinde: 4 porciones

EL AZAFRÁN SON LOS ESTAMBRES SECOS DE UN TIPO DE FLOR DE AZAFRÁN. ES CARO, PERO UN POCO RINDE MUCHO. AGREGA SU SABOR TERROSO Y DISTINTIVO Y SU HERMOSO TONO AMARILLO A ESTE POLLO ASADO DE PIEL CRUJIENTE.

1 pollo entero de 4 a 5 libras
3 cucharadas de aceite de oliva
6 dientes de ajo machacados y pelados
1½ cucharadas de cáscara de limón finamente rallada
1 cucharada de tomillo fresco
1½ cucharaditas de pimienta negra molida
½ cucharadita de hebras de azafrán
2 hojas de laurel
1 limón cortado en cuartos

1. Quite el cuello y las menudencias del pollo; deséchelo o guárdelo para otro uso. Enjuague la cavidad del cuerpo del pollo; seque con toallas de papel. Corta el exceso de piel o grasa del pollo.

2. En un procesador de alimentos combine el aceite de oliva, el ajo, la cáscara de limón, el tomillo, la pimienta y el azafrán. Procese para formar una pasta suave.

3. Con los dedos, frote la pasta sobre la superficie exterior del pollo y la cavidad interior. Transfiera el pollo a un tazón grande; cubra y refrigere durante al menos 8 horas o toda la noche.

4. Precaliente el horno a 425 ° F. Coloque los cuartos de limón y las hojas de laurel en la cavidad del pollo. Ate las piernas con hilo de cocina 100% algodón. Meta las alas debajo del pollo. Inserte un termómetro de carne para horno en el interior del músculo del muslo sin tocar el hueso. Coloque el pollo en una rejilla en una fuente grande para hornear.

5. Ase durante 15 minutos. Reduzca la temperatura del horno a 375 ° F. Ase aproximadamente 1 hora más o hasta que los jugos salgan claros y el termómetro registre 175 ° F. Carpa de pollo con papel de aluminio. Deje reposar durante 10 minutos antes de cortar.

POLLO SPATCHCOCKED CON ENSALADA DE JÍCAMA

DEBERES: 40 minutos grill: 1 hora 5 minutos reposo: 10 minutos rinde: 4 porciones

"SPATCHCOCK" ES UN ANTIGUO TÉRMINO DE COCINA QUE SE HA VUELTO A UTILIZAR RECIENTEMENTE PARA DESCRIBIR EL PROCESO DE DIVIDIR UN PÁJARO PEQUEÑO, COMO UN POLLO O UNA GALLINA DE CORNUALLES, POR LA ESPALDA Y LUEGO ABRIRLO Y APLANARLO COMO UN LIBRO PARA AYUDARLO A COCINAR DE FORMA MÁS RÁPIDA Y UNIFORME. ES SIMILAR AL VUELO DE MARIPOSAS, PERO SE REFIERE SOLO A LAS AVES DE CORRAL.

POLLO

- 1 chile poblano
- 1 cucharada de chalota finamente picada
- 3 dientes de ajo picados
- 1 cucharadita de cáscara de limón finamente rallada
- 1 cucharadita de cáscara de lima finamente rallada
- 1 cucharadita de condimento ahumado (ver receta)
- ½ cucharadita de orégano seco, triturado
- ½ cucharadita de comino molido
- 1 cucharada de aceite de oliva
- 1 pollo entero de 3 a 3½ libras

ENSALADA DE COL

- ½ de jícama mediana, pelada y cortada en juliana (unas 3 tazas)
- ½ taza de cebolletas en rodajas finas (4)
- 1 manzana Granny Smith, pelada, sin corazón y cortada en juliana
- ⅓ taza de cilantro fresco cortado en tiras
- 3 cucharadas de jugo de naranja natural
- 3 cucharadas de aceite de oliva

1 cucharadita de condimento de hierbas de limón (ver receta)

1. Para una parrilla de carbón, coloque las brasas medianamente calientes en un lado de la parrilla. Coloque una bandeja de goteo debajo del lado vacío de la parrilla. Coloque el poblano en la rejilla de la parrilla directamente sobre las brasas medianas. Tape y cocine a la parrilla durante 15 minutos o hasta que el poblano se queme por todos lados, volteándolo de vez en cuando. Envuelva inmediatamente el poblano en papel de aluminio; déjelo reposar durante 10 minutos. Abra el papel de aluminio y corte el poblano por la mitad a lo largo; quitar tallos y semillas (verinclinar). Con un cuchillo afilado, retire suavemente la piel y deséchela. Pica finamente el poblano. (Para una parrilla de gas, precaliente la parrilla; reduzca el fuego a medio. Ajuste para cocción indirecta. Ase como se indica arriba sobre el quemador encendido).

2. Para el aderezo, en un tazón pequeño combine el poblano, la chalota, el ajo, la cáscara de limón, la cáscara de lima, el condimento ahumado, el orégano y el comino. Agregue el aceite; mezcle bien para hacer una pasta.

3. Para esparcir el pollo, quítele el cuello y las menudencias (guárdelo para otro uso). Coloque el pollo, con la pechuga hacia abajo, sobre una tabla de cortar. Use tijeras de cocina para hacer un corte longitudinal en un lado de la columna vertebral, comenzando desde el extremo del cuello. Repita el corte longitudinal al lado opuesto de la columna vertebral. Retire y deseche la columna vertebral. Ponga el pollo con la piel hacia arriba. Presione hacia abajo entre las pechugas para romper el esternón de modo que el pollo quede plano.

4. Comenzando por el cuello en un lado del pecho, deslice los dedos entre la piel y la carne, aflojando la piel mientras trabaja hacia el muslo. Libera la piel alrededor del muslo. Repita en el otro lado. Use sus dedos para extender el frote sobre la carne debajo de la piel del pollo.

5. Coloque el pollo, con la pechuga hacia abajo, en la parrilla sobre la bandeja de goteo. Pese con dos ladrillos envueltos en papel de aluminio o una sartén grande de hierro fundido. Tape y cocine a la parrilla durante 30 minutos. Voltee el pollo, con los huesos hacia abajo, sobre una rejilla, pesando nuevamente con ladrillos o sartén. Ase, tapado, unos 30 minutos más o hasta que el pollo ya no esté rosado (175 ° F en el músculo del muslo). Saca el pollo de la parrilla; déjelo reposar durante 10 minutos. (Para una parrilla de gas, coloque el pollo en la parrilla lejos del fuego. Ase como se indica arriba).

6. Mientras tanto, para la ensalada, en un tazón grande combine la jícama, las cebolletas, la manzana y el cilantro. En un tazón pequeño, mezcle el jugo de naranja, el aceite y el condimento de hierbas de limón. Vierta sobre la mezcla de jícama y revuelva para cubrir. Sirva el pollo con la ensalada.

CUARTOS TRASEROS DE POLLO ASADO CON VODKA, ZANAHORIA Y SALSA DE TOMATE

DEBERES: 15 minutos de cocción: 15 minutos de asado: 30 minutos rinde: 4 porciones

EL VODKA SE PUEDE HACER A PARTIR DE VARIOS DIFERENTES ALIMENTOS, COMO PATATAS, MAÍZ, CENTENO, TRIGO Y CEBADA, INCLUSO UVAS. AUNQUE NO HAY MUCHO VODKA EN ESTA SALSA CUANDO LA DIVIDE ENTRE CUATRO PORCIONES, BUSQUE EL VOKDA HECHO CON PAPAS O UVAS PARA QUE CUMPLA CON LA PALEO.

3 cucharadas de aceite de oliva
4 cuartos traseros de pollo con hueso o trozos de pollo con carne, sin piel
1 lata de 28 onzas de tomates ciruela sin sal agregada, escurridos
½ taza de cebolla finamente picada
½ taza de zanahoria finamente picada
3 dientes de ajo picados
1 cucharadita de condimento mediterráneo (ver receta)
⅛ cucharadita de pimienta de cayena
1 ramita de romero fresco
2 cucharadas de vodka
1 cucharada de albahaca fresca cortada (opcional)

1. Precaliente el horno a 375 ° F. En una sartén extra grande, caliente 2 cucharadas de aceite a fuego medio-alto. Agrega el pollo; cocine unos 12 minutos o hasta que se dore, volteando para que se dore uniformemente. Coloque la sartén en el horno precalentado. Ase, sin tapar, durante 20 minutos.

2. Mientras tanto, para la salsa, use unas tijeras de cocina para cortar los tomates. En una cacerola mediana calienta la cucharada de aceite restante a fuego medio. Agrega la cebolla, la zanahoria y el ajo; cocine por 3 minutos o hasta que estén tiernos, revolviendo frecuentemente. Agregue los tomates cortados, el condimento mediterráneo, la pimienta de cayena y la ramita de romero. Llevar a ebullición a fuego medio-alto; reducir el calor. Cocine a fuego lento, sin tapar, durante 10 minutos, revolviendo ocasionalmente. Agregue el vodka; cocine 1 minuto más; retire y deseche la ramita de romero.

3. Sirva la salsa sobre el pollo en una sartén. Regrese la sartén al horno. Ase, tapado, unos 10 minutos más o hasta que el pollo esté tierno y ya no esté rosado (175 ° F). Si lo desea, espolvoree con albahaca.

POULET RÔTI Y RUTABAGA FRITES

DEBERES: Horneado en 40 minutos: 40 minutos Rinde: 4 porciones

LAS CRUJIENTES PATATAS FRITAS DE COLINABO SON DELICIOSAS SERVIDOS CON EL POLLO ASADO Y LOS JUGOS DE COCCIÓN QUE LO ACOMPAÑAN, PERO SON IGUALMENTE SABROSOS SI SE PREPARAN SOLOS Y SE SIRVEN CON SALSA DE TOMATE PALEO (VER RECETA) O SERVIDO AL ESTILO BELGA CON PALEO ALIOLI (MAYONESA DE AJO, VER RECETA).

6 cucharadas de aceite de oliva

1 cucharada de condimento mediterráneo (ver receta)

4 muslos de pollo con hueso, sin piel (aproximadamente 1 ¼ libras en total)

4 muslos de pollo, sin piel (aproximadamente 1 libra en total)

1 taza de vino blanco seco

1 taza de caldo de huesos de pollo (ver receta) o caldo de pollo sin sal agregada

1 cebolla pequeña, cortada en cuartos

Aceite de oliva

1½ a 2 libras de colinabos

2 cucharadas de cebollino fresco cortado en tiras

Pimienta negra

1. Precaliente el horno a 400 ° F. En un tazón pequeño combine 1 cucharada de aceite de oliva y el condimento mediterráneo; frote sobre los trozos de pollo. En una sartén extra grande para horno, caliente 2 cucharadas de aceite. Agregue los trozos de pollo, con los lados carnosos hacia abajo. Cocine, sin tapar, unos 5 minutos o hasta que se dore. Retire la sartén del fuego. Dar la vuelta a los trozos de pollo, con los lados dorados hacia arriba. Agregue el vino, el caldo de huesos de pollo y la cebolla.

2. Coloque la sartén en el horno en la rejilla del medio. Hornee, sin tapar, durante 10 minutos.

3. Mientras tanto, para las patatas fritas, unte ligeramente una bandeja para hornear grande con aceite de oliva; dejar de lado. Pela los colinabos. Con un cuchillo afilado, corte los colinabos en rodajas de ½ pulgada. Corte las rodajas a lo largo en tiras de ½ pulgada. En un tazón grande, mezcle las tiras de colinabo con las 3 cucharadas de aceite restantes. Extienda las tiras de colinabo en una sola capa en una bandeja para hornear preparada; colocar en el horno sobre la rejilla superior. Hornee por 15 minutos; dale la vuelta a las patatas fritas. Hornee el pollo por 10 minutos más o hasta que ya no esté rosado (175 ° F). Retire el pollo del horno. Hornee las papas fritas de 5 a 10 minutos o hasta que estén doradas y tiernas.

4. Retire el pollo y la cebolla de la sartén, reservando los jugos. Cubra el pollo y la cebolla para mantenerlos calientes. Lleve los jugos a ebullición a fuego medio; reducir el calor. Cocine a fuego lento, sin tapar, unos 5 minutos más o hasta que los jugos se reduzcan ligeramente.

5. Para servir, mezcle las patatas fritas con cebollino y sazone con pimienta. Sirva el pollo con los jugos de cocción y las patatas fritas.

COQ AU VIN DE TRES HONGOS CON PURÉ DE RUTABAGAS DE CEBOLLINO

DEBERES: 15 minutos de cocción: 1 hora 15 minutos rinde: 4 a 6 porciones

SI HAY ARENA EN EL TAZÓN DESPUÉS DE REMOJAR LOS HONGOS SECOS, Y ES PROBABLE QUE LOS HAYA, CUELE EL LÍQUIDO A TRAVÉS DE UNA GASA DE DOBLE ESPESOR COLOCADA EN UN COLADOR DE MALLA FINA.

- 1 onza de hongos porcini secos o morillas
- 1 taza de agua hirviendo
- 2 a 2½ libras de muslos y muslos de pollo, sin piel
- Pimienta negra
- 2 cucharadas de aceite de oliva
- 2 puerros medianos, cortados por la mitad a lo largo, enjuagados y en rodajas finas
- 2 hongos portobello, en rodajas
- 8 onzas de champiñones ostra frescos, sin tallo y en rodajas, o champiñones frescos en rodajas
- ¼ de taza de pasta de tomate sin sal agregada
- 1 cucharadita de mejorana seca, triturada
- ½ cucharadita de tomillo seco, triturado
- ½ taza de vino tinto seco
- 6 tazas de caldo de huesos de pollo (ver <u>receta</u>) o caldo de pollo sin sal agregada
- 2 hojas de laurel
- 2 a 2½ libras de colinabos, pelados y picados
- 2 cucharadas de cebollino fresco cortado en tiras
- ½ cucharadita de pimienta negra
- Tomillo fresco cortado (opcional)

1. En un tazón pequeño combine los hongos porcini y el agua hirviendo; déjelo reposar durante 15 minutos. Retire los champiñones, reservando el líquido de remojo. Pica los

champiñones. Aparte los champiñones y el líquido de remojo.

2. Espolvoree el pollo con pimienta. En una sartén extra grande con tapa hermética, caliente 1 cucharada de aceite de oliva a fuego medio-alto. Cocine los trozos de pollo, en dos tandas, en aceite caliente durante unos 15 minutos hasta que estén ligeramente dorados, volteando una vez. Retire el pollo de la sartén. Agregue los puerros, los hongos portobello y los hongos ostra. Cocine de 4 a 5 minutos o hasta que los champiñones comiencen a dorarse, revolviendo ocasionalmente. Agregue la pasta de tomate, la mejorana y el tomillo; cocine y revuelva por 1 minuto. Agregue el vino; cocine y revuelva por 1 minuto. Agregue 3 tazas de caldo de huesos de pollo, hojas de laurel, ½ taza del líquido de remojo de hongos reservado y hongos picados rehidratados. Regrese el pollo a la sartén. Llevar a ebullición; reducir el calor. Cocine a fuego lento, tapado, unos 45 minutos o hasta que el pollo esté tierno, volteándolo una vez a la mitad de la cocción.

3. Mientras tanto, en una cacerola grande combine los colinabos y las 3 tazas restantes de caldo. Si es necesario, agregue agua para cubrir los colinabos. Llevar a ebullición; reducir el calor. Cocine a fuego lento, sin tapar, durante 25 a 30 minutos o hasta que los colinabos estén tiernos, revolviendo ocasionalmente. Escurre los colinabos, reservando el líquido. Regrese los colinabos a la cacerola. Agregue la 1 cucharada restante de aceite de oliva, las cebolletas y ½ cucharadita de pimienta. Con un machacador de papas, triture la mezcla de colinabo,

agregando líquido de cocción según sea necesario para obtener la consistencia deseada.

4. Retire las hojas de laurel de la mezcla de pollo; descarte. Sirva el pollo y la salsa sobre puré de colinabos. Si lo desea, espolvoree con tomillo fresco.

BAQUETAS GLASEADAS CON MELOCOTÓN Y BRANDY

DEBERES: 30 minutos grill: 40 minutos rinde: 4 porciones

ESTAS PATAS DE POLLO SON PERFECTAS CON UNA ENSALADA CRUJIENTE Y LAS BATATAS FRITAS PICANTES AL HORNO DE LA RECETA DE LA PALETA DE CERDO TUNECINA UNTADA CON ESPECIAS (VER RECETA). AQUÍ SE MUESTRAN CON ENSALADA DE REPOLLO CRUJIENTE CON RÁBANOS, MANGO Y MENTA (VER RECETA).

GLASEADO DE DURAZNO Y BRANDY

- 1 cucharada de aceite de oliva
- ½ taza de cebolla picada
- 2 duraznos medianos frescos, cortados por la mitad, sin hueso y picados
- 2 cucharadas de brandy
- 1 taza de salsa BBQ (ver receta)
- 8 muslos de pollo (2 a 2½ libras en total), sin piel si lo desea

1. Para el glaseado, en una cacerola mediana caliente el aceite de oliva a fuego medio. Agrega la cebolla; cocine unos 5 minutos o hasta que estén tiernos, revolviendo ocasionalmente. Agrega los duraznos. Tape y cocine de 4 a 6 minutos o hasta que los duraznos estén tiernos, revolviendo ocasionalmente. Agregue el brandy; cocine, sin tapar, durante 2 minutos, revolviendo ocasionalmente. Déjelo enfriar un poco. Transfiera la mezcla de duraznos a una licuadora o procesador de alimentos. Cubra y mezcle o procese hasta que quede suave. Agrega la salsa BBQ. Cubra y mezcle o procese hasta que quede suave. Regrese la salsa a la cacerola. Cocine a fuego medio-bajo hasta que

esté completamente caliente. Transfiera ¾ de taza de salsa a un tazón pequeño para untar el pollo. Mantenga caliente la salsa restante para servir con pollo a la parrilla.

2. Para una parrilla de carbón, coloque las brasas a fuego medio alrededor de una bandeja de goteo. Pruebe a fuego medio sobre la bandeja de goteo. Coloque los muslos de pollo en la rejilla de la parrilla sobre la bandeja de goteo. Tape y cocine a la parrilla durante 40 a 50 minutos o hasta que el pollo ya no esté rosado (175 ° F), voltéelo una vez a la mitad del asado y cepille con ¾ de taza de glaseado de durazno y brandy durante los últimos 5 a 10 minutos de asado. (Para una parrilla de gas, precaliente la parrilla. Reduzca el fuego a medio. Ajuste el fuego para la cocción indirecta. Agregue los muslos de pollo a la parrilla que no esté sobre el fuego. Tape y cocine a la parrilla como se indica).

POLLO MARINADO EN CHILE CON ENSALADA DE MANGO Y MELÓN

DEBERES: 40 minutos enfriar / marinar: 2 a 4 horas grill: 50 minutos rinde: 6 a 8 porciones

UN CHILE ANCHO ES UN POBLANO SECO—UN CHILE BRILLANTE DE COLOR VERDE OSCURO CON UN SABOR INTENSAMENTE FRESCO. LOS CHILES ANCHOS TIENEN UN SABOR LIGERAMENTE AFRUTADO CON UN TOQUE DE CIRUELA O PASAS Y SOLO UN TOQUE AMARGO. LOS CHILES DE NUEVO MÉXICO PUEDEN SER MODERADAMENTE PICANTES. SON LOS CHILES DE COLOR ROJO OSCURO QUE SE VEN AGRUPADOS Y COLGADOS EN RISTRAS, ARREGLOS COLORIDOS DE CHILES SECOS, EN PARTES DEL SUROESTE.

POLLO
- 2 chiles secos de Nuevo México
- 2 chiles anchos secos
- 1 taza de agua hirviendo
- 3 cucharadas de aceite de oliva
- 1 cebolla dulce grande, pelada y cortada en rodajas gruesas
- 4 tomates roma, sin corazón
- 1 cucharada de ajo picado (6 dientes)
- 2 cucharaditas de comino molido
- 1 cucharadita de orégano seco, triturado
- 16 muslos de pollo

ENSALADA
- 2 tazas de melón en cubos
- 2 tazas de mielada en cubos
- 2 tazas de mango en cubos
- ¼ de taza de jugo de limón verde fresco

1 cucharadita de chile en polvo

½ cucharadita de comino molido

¼ taza de cilantro fresco cortado en tiras

1. Para el pollo, quite los tallos y las semillas de los chiles anchos y de Nuevo México secos. Caliente una sartén grande a fuego medio. Tuesta los chiles en la sartén durante 1 a 2 minutos o hasta que estén fragantes y ligeramente tostados. Coloque los chiles tostados en un tazón pequeño; agregue el agua hirviendo al bol. Deje reposar por lo menos 10 minutos o hasta que esté listo para usar.

2. Precaliente el asador. Cubra una bandeja para hornear con papel de aluminio; unte 1 cucharada de aceite de oliva sobre el papel de aluminio. Coloque las rodajas de cebolla y los tomates en la sartén. Ase a unas 4 pulgadas del fuego durante 6 a 8 minutos o hasta que se ablanden y se quemen. Escurre los chiles, reservando el agua.

3. Para la marinada, en una licuadora o procesador de alimentos combine los chiles, la cebolla, los tomates, el ajo, el comino y el orégano. Cubra y mezcle o procese hasta que quede suave, agregando el agua reservada según sea necesario para hacer puré y alcanzar la consistencia deseada.

4. Coloque el pollo en una bolsa plástica grande con cierre en un plato poco profundo. Vierta la marinada sobre el pollo en la bolsa, volteando la bolsa para cubrir uniformemente. Deje marinar en el refrigerador durante 2 a 4 horas, volteando la bolsa de vez en cuando.

5. Para la ensalada, en un tazón extra grande combine el melón melón, la mielada, el mango, el jugo de lima, las 2 cucharadas restantes de aceite de oliva, el chile en polvo, el comino y el cilantro. Mezcle para cubrir. Cubra y enfríe de 1 a 4 horas.

6. Para una parrilla de carbón, coloque las brasas a fuego medio alrededor de una bandeja de goteo. Pruebe a fuego medio sobre la sartén. Escurre el pollo, reservando la marinada. Coloque el pollo en la parrilla sobre la bandeja de goteo. Unte generosamente el pollo con un poco de la marinada reservada (deseche cualquier marinada adicional). Tape y cocine a la parrilla durante 50 minutos o hasta que el pollo ya no esté rosado (175 ° F), volteándolo una vez a la mitad de la parrilla. (Para una parrilla a gas, precaliente la parrilla. Reduzca el fuego a medio. Ajuste para cocción indirecta. Continúe como se indica, colocando el pollo en el quemador apagado). Sirva muslos de pollo con ensalada.

MUSLOS DE POLLO ESTILO TANDOORI CON PEPINO RAITA

DEBERES: 20 minutos marinado: 2 a 24 horas asado: 25 minutos rinde: 4 porciones

LA RAITA ESTÁ HECHA CON ANACARDOS. CREMA, JUGO DE LIMÓN, MENTA, CILANTRO Y PEPINO. PROPORCIONA UN CONTRAPUNTO REFRESCANTE AL POLLO PICANTE Y PICANTE.

POLLO

1 cebolla, cortada en gajos finos
1 pieza de jengibre fresco de 2 pulgadas, pelado y cortado en cuartos
4 dientes de ajo
3 cucharadas de aceite de oliva
2 cucharadas de jugo de limón fresco
1 cucharadita de comino molido
1 cucharadita de cúrcuma molida
½ cucharadita de pimienta gorda molida
½ cucharadita de canela molida
½ cucharadita de pimienta negra
¼ de cucharadita de pimienta de cayena
8 muslos de pollo

RAITA DE PEPINO

1 taza de crema de anacardos (ver <u>receta</u>)
1 cucharada de jugo de limón fresco
1 cucharada de menta fresca cortada
1 cucharada de cilantro fresco cortado en tiras
½ cucharadita de comino molido
⅛ cucharadita de pimienta negra
1 pepino mediano, pelado, sin semillas y cortado en cubitos (1 taza)
Rodajas de limón

1. En una licuadora o procesador de alimentos, combine la cebolla, el jengibre, el ajo, el aceite de oliva, el jugo de limón, el comino, la cúrcuma, la pimienta de Jamaica, la canela, la pimienta negra y la pimienta de cayena. Cubra y mezcle o procese hasta que quede suave.

2. Con la punta de un cuchillo de cocina, perfore cada baqueta cuatro o cinco veces. Coloque las baquetas en una bolsa de plástico con cierre grande colocada en un tazón grande. Agrega la mezcla de cebolla; dar vuelta para pegar. Deje marinar en el refrigerador de 2 a 24 horas, volteando la bolsa de vez en cuando.

3. Precaliente el asador. Retire el pollo de la marinada. Con toallas de papel, limpie el exceso de adobo de las baquetas. Coloque las baquetas en la rejilla de una asadera sin calentar o una bandeja para hornear con borde forrada con papel de aluminio. Ase a 6 a 8 pulgadas de la fuente de calor durante 15 minutos. Dar la vuelta a las baquetas; ase unos 10 minutos o hasta que el pollo ya no esté rosado (175 ° F).

4. Para la raita, en un tazón mediano combine la crema de anacardos, el jugo de limón, la menta, el cilantro, el comino y la pimienta negra. Agregue suavemente el pepino.

5. Sirva el pollo con raita y rodajas de limón.

ESTOFADO DE POLLO AL CURRY CON VERDURAS DE RAÍZ, ESPÁRRAGOS Y CONDIMENTO DE MANZANA VERDE Y MENTA

DEBERES: 30 minutos de cocción: 35 minutos de reposo: 5 minutos rinde: 4 porciones

- 2 cucharadas de aceite de coco refinado o aceite de oliva
- 2 libras de pechugas de pollo con hueso, sin piel si lo desea
- 1 taza de cebolla picada
- 2 cucharadas de jengibre fresco rallado
- 2 cucharadas de ajo picado
- 2 cucharadas de curry en polvo sin sal
- 2 cucharadas de jalapeño picado y sin semillas (ver <u>inclinar</u>)
- 4 tazas de caldo de huesos de pollo (ver <u>receta</u>) o caldo de pollo sin sal agregada
- 2 batatas medianas (aproximadamente 1 libra), peladas y picadas
- 2 nabos medianos (alrededor de 6 onzas), pelados y picados
- 1 taza de tomate sin semillas y cortado en cubitos
- 8 onzas de espárragos, recortados y cortados en trozos de 1 pulgada
- 1 lata de 13.5 onzas de leche de coco natural (como Nature's Way)
- ½ taza de cilantro fresco cortado en tiras
- Aderezo de manzana y menta (ver <u>receta</u>, debajo)
- Rodajas de limón

1. En un horno holandés de 6 cuartos de galón, caliente el aceite a fuego medio-alto. Dore el pollo en tandas en aceite caliente, hasta que se dore uniformemente, aproximadamente 10 minutos. Transfiera el pollo a un plato; dejar de lado.

2. Encienda el fuego a medio. Agregue la cebolla, el jengibre, el ajo, el curry en polvo y el jalapeño a la olla. Cocine y revuelva durante 5 minutos o hasta que la cebolla se

ablande. Agregue el caldo de huesos de pollo, las batatas, los nabos y el tomate. Regrese los trozos de pollo a la olla, arreglando para sumergir el pollo en la mayor cantidad de líquido posible. Reduce el calor a medio-bajo. Tape y cocine a fuego lento durante 30 minutos o hasta que el pollo ya no esté rosado y las verduras estén tiernas. Agregue los espárragos, la leche de coco y el cilantro. Retírelo del calor. Deje reposar durante 5 minutos. Corte el pollo de los huesos, si es necesario, para dividirlo uniformemente entre los tazones para servir. Sirva con salsa de manzana y menta y rodajas de lima.

Aderezo de manzana y menta: En un procesador de alimentos, pique ½ taza de copos de coco sin azúcar hasta que estén pulverulentos. Agrega 1 taza de hojas frescas de cilantro y vapor; 1 taza de hojas de menta fresca; 1 manzana Granny Smith, sin corazón y picada; 2 cucharaditas de jalapeño picado y sin semillas (ver<u>inclinar</u>); y 1 cucharada de jugo de limón fresco. Pulse hasta que esté finamente picado.

ENSALADA PAILLARD DE POLLO A LA PARRILLA CON FRAMBUESAS, REMOLACHA Y ALMENDRAS TOSTADAS

DEBERES: 30 minutos asado: 45 minutos marinado: 15 minutos grill: 8 minutos rinde: 4 porciones

- ½ taza de almendras enteras
- 1½ cucharaditas de aceite de oliva
- 1 remolacha roja mediana
- 1 remolacha dorada mediana
- 2 mitades de pechuga de pollo deshuesadas y sin piel de 6 a 8 onzas
- 2 tazas de frambuesas frescas o congeladas, descongeladas
- 3 cucharadas de vinagre de vino tinto o blanco
- 2 cucharadas de estragón fresco cortado en tiras
- 1 cucharada de chalota picada
- 1 cucharadita de mostaza estilo Dijon (ver receta)
- ¼ taza de aceite de oliva
- Pimienta negra
- 8 tazas de lechugas mixtas

1. Para las almendras, precaliente el horno a 400 ° F. Unte las almendras en una bandeja para hornear pequeña y mezcle con ½ cucharadita de aceite de oliva. Hornee unos 5 minutos o hasta que estén fragantes y dorados. Dejar enfriar. (Las almendras se pueden tostar con 2 días de anticipación y almacenar en un recipiente hermético).

2. Para las remolachas, coloque cada remolacha en un pequeño trozo de papel de aluminio y rocíe con cada una con ½ cucharadita de aceite de oliva. Envuelva sin apretar el papel de aluminio alrededor de las remolachas y

colóquelas en una bandeja para hornear o en una fuente para hornear. Ase las remolachas en el horno a 400 ° F durante 40 a 50 minutos o hasta que estén tiernas cuando las pinche con un cuchillo. Retirar del horno y dejar reposar hasta que se enfríe lo suficiente como para manipular. Con un cuchillo de cocina, retire la piel. Cortar la remolacha en gajos y reservar. (Evite mezclar las remolachas para evitar que las remolachas rojas manchen las remolachas doradas. Las remolachas se pueden asar con 1 día de anticipación y enfriarlas. Llevar a temperatura ambiente antes de servir).

3. Para el pollo, corte cada pechuga de pollo por la mitad horizontalmente. Coloque cada trozo de pollo entre dos trozos de plástico. Con un mazo de carne, golpee suavemente hasta obtener un grosor de aproximadamente de pulgada. Coloque el pollo en un plato poco profundo y reserve.

4. Para la vinagreta, en un tazón grande triture ligeramente ¾ de taza de frambuesas con un batidor (reserve las frambuesas restantes para la ensalada). Agregue el vinagre, el estragón, la chalota y la mostaza estilo Dijon; batir para mezclar. Agregue ¼ de taza de aceite de oliva en un chorro fino, batiendo para mezclar bien. Vierta ½ taza de vinagreta sobre el pollo; voltee el pollo para cubrirlo (reserve la vinagreta restante para la ensalada). Deje marinar el pollo a temperatura ambiente durante 15 minutos. Retire el pollo de la marinada y espolvoree con pimienta; deseche la marinada restante en el plato.

5. Para una parrilla de carbón o gas, coloque el pollo en una parrilla directamente a fuego medio. Tape y cocine a la parrilla durante 8 a 10 minutos o hasta que el pollo ya no esté rosado, volteándolo una vez a la mitad de la parrilla. (El pollo también se puede cocinar en una sartén para parrilla).

6. En un tazón grande combine la lechuga, la remolacha y las 1¼ tazas restantes de frambuesas. Vierta la vinagreta reservada sobre la ensalada; revuelva suavemente para cubrir. Divida la ensalada en cuatro platos para servir; cubra cada uno con un trozo de pechuga de pollo a la parrilla. Picar las almendras tostadas en trozos grandes y espolvorear por encima. Servir inmediatamente.

PECHUGAS DE POLLO RELLENAS DE BRÓCOLI CON SALSA DE TOMATE FRESCO Y ENSALADA CÉSAR

DEBERES: 40 minutos de cocción: 25 minutos rinde: 6 porciones

3 cucharadas de aceite de oliva

2 cucharaditas de ajo picado

¼ de cucharadita de pimiento rojo triturado

1 libra de brócoli raab, recortado y picado

½ taza de pasas doradas sin azufre

½ taza de agua

4 mitades de pechuga de pollo deshuesadas y sin piel de 5 a 6 onzas

1 taza de cebolla picada

3 tazas de tomates picados

¼ taza de albahaca fresca cortada

2 cucharaditas de vinagre de vino tinto

3 cucharadas de jugo de limón fresco

2 cucharadas de Paleo Mayo (ver receta)

2 cucharaditas de mostaza estilo Dijon (ver receta)

1 cucharadita de ajo picado

½ cucharadita de pimienta negra

¼ taza de aceite de oliva

10 tazas de lechuga romana picada

1. En una sartén grande, caliente 1 cucharada de aceite de oliva a fuego medio-alto. Agrega el ajo y el pimiento rojo triturado; cocine y revuelva durante 30 segundos o hasta que esté fragante. Agrega el brócoli rabe picado, las pasas y ½ taza de agua. Tape y cocine unos 8 minutos o hasta que el brócoli raab esté tierno y tierno. Quita la tapa de la sartén; deje que el exceso de agua se evapore. Dejar de lado.

2. Para los rollitos, corte a la mitad cada pechuga de pollo a lo largo; coloque cada pieza entre dos piezas de plástico para envolver. Con el lado plano de un mazo de carne, machaque el pollo ligeramente hasta que tenga aproximadamente ¼ de pulgada de grosor. Para cada rollo, coloque aproximadamente ¼ de taza de la mezcla de brócoli raab en uno de los extremos cortos; enrollar, doblar hacia los lados para encerrar completamente el relleno. (Los rollos se pueden preparar hasta 1 día antes y enfriar hasta que estén listos para cocinar).

3. En una sartén grande, caliente 1 cucharada de aceite de oliva a fuego medio-alto. Agregue los rollitos, con los lados de la costura hacia abajo. Cocine unos 8 minutos o hasta que se doren por todos lados, dando vuelta dos o tres veces durante la cocción. Transfiera los rollitos a una fuente.

4. Para la salsa, en la sartén caliente 1 cucharada del aceite de oliva restante a fuego medio. Agrega la cebolla; cocine unos 5 minutos o hasta que estén transparentes. Agrega los tomates y la albahaca. Coloque los rollitos encima de la salsa en la sartén. Llevar a ebullición a fuego medio-alto; reducir el calor. Tape y cocine a fuego lento unos 5 minutos o hasta que los tomates comiencen a romperse pero aún conserven su forma y los rollitos estén bien calientes.

5. Para el aderezo, en un tazón pequeño mezcle el jugo de limón, la mayonesa Paleo, la mostaza estilo Dijon, el ajo y la pimienta negra. Rocíe con ¼ de taza de aceite de oliva, batiendo hasta que esté emulsionado. En un tazón grande,

mezcle el aderezo con la lechuga romana picada. Para servir, divida la lechuga romana en seis platos para servir. Cortar los rollitos y colocarlos sobre lechuga romana; rocíe con salsa de tomate.

WRAPS DE SHAWARMA DE POLLO A LA PARRILLA CON VERDURAS CONDIMENTADAS Y ADEREZO DE PIÑONES

DEBERES: 20 minutos marinado: 30 minutos grill: 10 minutos hace: 8 rollitos (4 porciones)

- 1½ libras de pechugas de pollo deshuesadas y sin piel, cortadas en trozos de 2 pulgadas
- 5 cucharadas de aceite de oliva
- 2 cucharadas de jugo de limón fresco
- 1¾ cucharaditas de comino molido
- 1 cucharadita de ajo picado
- 1 cucharadita de pimentón
- ½ cucharadita de curry en polvo
- ½ cucharadita de canela molida
- ¼ de cucharadita de pimienta de cayena
- 1 calabacín mediano, cortado por la mitad
- 1 berenjena pequeña cortada en rodajas de ½ pulgada
- 1 pimiento amarillo grande, cortado por la mitad y sin semillas
- 1 cebolla morada mediana, cortada en cuartos
- 8 tomates cherry
- 8 hojas grandes de lechuga mantequilla
- Aderezo de piñones tostados (ver receta)
- Rodajas de limón

1. Para la marinada, en un tazón pequeño combine 3 cucharadas de aceite de oliva, jugo de limón, 1 cucharadita de comino, ajo, ½ cucharadita de pimentón, curry en polvo, ¼ de cucharadita de canela y pimienta de cayena. Coloque los trozos de pollo en una bolsa de plástico

grande con cierre en un plato poco profundo. Vierta la marinada sobre el pollo. Sellar la bolsa; gire la bolsa para cubrir. Deje marinar en el refrigerador durante 30 minutos, volteando la bolsa de vez en cuando.

2. Retire el pollo de la marinada; desechar la marinada. Ensarte el pollo en cuatro brochetas largas.

3. Coloque el calabacín, la berenjena, el pimiento dulce y la cebolla en una bandeja para hornear. Rocíe con 2 cucharadas de aceite de oliva. Espolvoree con ¾ de cucharadita de comino restante, ½ cucharadita de pimentón restante y ¼ de cucharadita de canela restante; Frote ligeramente sobre las verduras. Ensarta los tomates en dos brochetas.

3. Para una parrilla de carbón o gas, coloque las brochetas de pollo y tomate y las verduras en una parrilla a fuego medio. Tape y cocine a la parrilla hasta que el pollo ya no esté rosado y las verduras estén ligeramente carbonizadas y crujientes y tiernas, volteando una vez. Deje de 10 a 12 minutos para el pollo, de 8 a 10 minutos para las verduras y de 4 minutos para los tomates.

4. Retire el pollo de las brochetas. Pica el pollo y corta el calabacín, la berenjena y el pimiento dulce en trozos pequeños. Retire los tomates de las brochetas (no pique). Coloque el pollo y las verduras en una fuente. Para servir, vierta un poco de pollo y verduras en una hoja de lechuga; rocíe con aderezo de piñones tostados. Sirve con rodajas de limón.

PECHUGAS DE POLLO COCIDAS AL HORNO CON CHAMPIÑONES, COLIFLOR MACHACADA CON AJO Y ESPÁRRAGOS ASADOS

EMPEZAR A ACABAR: 50 minutos rinde: 4 porciones

4 mitades de pechuga de pollo con hueso de 10 a 12 onzas, sin piel

3 tazas de champiñones blancos pequeños

1 taza de puerros en rodajas finas o cebolla amarilla

2 tazas de caldo de huesos de pollo (ver receta) o caldo de pollo sin sal agregada

1 taza de vino blanco seco

1 manojo grande de tomillo fresco

Pimienta negra

Vinagre de vino blanco (opcional)

1 cabeza de coliflor, separada en floretes

12 dientes de ajo pelados

2 cucharadas de aceite de oliva

Pimienta blanca o de cayena

1 libra de espárragos, cortados

2 cucharaditas de aceite de oliva

1. Precaliente el horno a 400 ° F. Coloque las pechugas de pollo en una fuente para hornear rectangular de 3 cuartos de galón; cubra con champiñones y puerros. Vierta el caldo de huesos de pollo y el vino sobre el pollo y las verduras. Esparcir tomillo por encima y espolvorear con pimienta negra. Cubra el plato con papel de aluminio.

2. Hornee durante 35 a 40 minutos o hasta que un termómetro de lectura instantánea insertado en el pollo registre 170 ° F. Retire y deseche las ramitas de tomillo. Si lo desea,

sazone el líquido para estofar con un chorrito de vinagre antes de servir.

2. Mientras tanto, en una cacerola grande cocine la coliflor y el ajo en suficiente agua hirviendo para cubrir unos 10 minutos o hasta que estén muy tiernos. Escurre la coliflor y el ajo, reservando 2 cucharadas del líquido de cocción. En un procesador de alimentos o en un tazón grande para mezclar, coloque la coliflor y el líquido de cocción reservado. Procese hasta que quede suave * o tritúrelo con un machacador de papas; agregue 2 cucharadas de aceite de oliva y sazone al gusto con pimienta blanca. Mantener caliente hasta que esté listo para servir.

3. Coloque los espárragos en una sola capa sobre una bandeja para hornear. Rocíe con 2 cucharaditas de aceite de oliva y revuelva para cubrir. Espolvorear con pimienta negra. Ase en un horno a 400 ° F aproximadamente 8 minutos o hasta que estén tiernos pero crujientes, revolviendo una vez.

4. Divida el puré de coliflor entre seis platos para servir. Cubra con pollo, champiñones y puerros. Rocíe con un poco del líquido para estofar; sirva con espárragos asados.

* Nota: Si usa un procesador de alimentos, tenga cuidado de no procesar en exceso o la coliflor se adelgazará demasiado.

SOPA DE POLLO AL ESTILO TAILANDÉS

DEBERES: 30 minutos de congelación: 20 minutos de cocción: 50 minutos rinde: 4 a 6 porciones

EL TAMARINDO ES UNA FRUTA AMARGA Y ALMIZCLADA UTILIZADO EN LA COCINA INDIA, TAILANDESA Y MEXICANA. MUCHAS PASTAS DE TAMARINDO PREPARADAS COMERCIALMENTE CONTIENEN AZÚCAR; ASEGÚRESE DE COMPRAR UNA QUE NO LA CONTENGA. LAS HOJAS DE LIMA KAFFIR SE PUEDEN ENCONTRAR FRESCAS, CONGELADAS Y SECAS EN LA MAYORÍA DE LOS MERCADOS ASIÁTICOS. SI NO PUEDE ENCONTRARLAS, SUSTITUYA LAS HOJAS POR 1½ CUCHARADITAS DE CÁSCARA DE LIMA FINAMENTE RALLADA EN ESTA RECETA.

- 2 tallos de limoncillo, recortado
- 2 cucharadas de aceite de coco sin refinar
- ½ taza de cebolletas en rodajas finas
- 3 dientes de ajo grandes, en rodajas finas
- 8 tazas de caldo de huesos de pollo (ver receta) o caldo de pollo sin sal agregada
- ¼ de taza de pasta de tamarindo sin azúcar agregada (como la marca Tamicon)
- 2 cucharadas de hojuelas de nori
- 3 chiles tailandeses frescos, en rodajas finas con semillas intactas (ver inclinar)
- 3 hojas de lima kaffir
- 1 pieza de jengibre de 3 pulgadas, en rodajas finas
- 4 mitades de pechuga de pollo deshuesadas y sin piel de 6 onzas
- 1 lata de 14.5 onzas de tomates asados al fuego en cubitos sin sal agregada, sin escurrir
- 6 onzas de espárragos finos, recortados y cortados en rodajas finas en diagonal en trozos de ½ pulgada
- ½ taza de hojas de albahaca tailandesa empaquetadas (ver Nota)

1. Usando el dorso de un cuchillo con presión firme, magulle los tallos de limoncillo. Pique finamente los tallos magullados.

2. En un horno holandés, caliente el aceite de coco a fuego medio. Agrega la hierba de limón y las cebolletas; cocine de 8 a 10 minutos, revolviendo con frecuencia. Agrega el ajo; cocine y revuelva durante 2 a 3 minutos o hasta que esté muy fragante.

3. Agregue el caldo de huesos de pollo, pasta de tamarindo, hojuelas de nori, chiles, hojas de lima y jengibre. Llevar a ebullición; reducir el calor. Tape y cocine a fuego lento durante 40 minutos.

4. Mientras tanto, congele el pollo durante 20 a 30 minutos o hasta que esté firme. Cortar el pollo en rodajas finas.

5. Cuele la sopa a través de un colador de malla fina en una cacerola grande, presionando con el dorso de una cuchara grande para extraer los sabores. Deseche los sólidos. Lleve la sopa a ebullición. Agregue el pollo, los tomates sin escurrir, los espárragos y la albahaca. Reducir el fuego; cocine a fuego lento, sin tapar, durante 2 a 3 minutos o hasta que el pollo esté bien cocido. Servir inmediatamente.

POLLO ASADO AL LIMÓN Y SALVIA CON ESCAROLA

DEBERES: 15 minutos de asado: 55 minutos de reposo: 5 minutos rinde: 4 porciones

LAS RODAJAS DE LIMÓN Y LA HOJA DE SALVIA. COLOCADO DEBAJO DE LA PIEL DEL POLLO, DALE SABOR A LA CARNE MIENTRAS SE COCINA Y CREA UN DISEÑO LLAMATIVO DEBAJO DE LA PIEL CRUJIENTE Y OPACA DESPUÉS DE QUE SALE DEL HORNO.

- 4 mitades de pechuga de pollo con hueso (con piel)
- 1 limón, en rodajas muy finas
- 4 hojas grandes de salvia
- 2 cucharaditas de aceite de oliva
- 2 cucharaditas de condimento mediterráneo (ver receta)
- ½ cucharadita de pimienta negra
- 2 cucharadas de aceite de oliva virgen extra
- 2 chalotas, en rodajas
- 2 dientes de ajo picados
- 4 cabezas de escarola, cortadas a la mitad a lo largo

1. Precaliente el horno a 400 ° F. Con un cuchillo de cocina, afloje con mucho cuidado la piel de cada mitad de la pechuga, dejándola adherida a un lado. Coloque 2 rodajas de limón y 1 hoja de salvia sobre la carne de cada pechuga. Tire suavemente de la piel hacia su lugar y presione suavemente para asegurarla.

2. Coloque el pollo en una fuente para asar poco profunda. Unte el pollo con 2 cucharaditas de aceite de oliva; espolvorear con condimento mediterráneo y ¼ de cucharadita de pimienta. Ase, sin tapar, aproximadamente

55 minutos o hasta que la piel esté dorada y crujiente y un termómetro de lectura instantánea insertado en el pollo registre 170 ° F. Deje reposar el pollo durante 10 minutos antes de servir.

3. Mientras tanto, en una sartén grande caliente las 2 cucharadas de aceite de oliva a fuego medio. Agregue los chalotes; cocine unos 2 minutos o hasta que esté transparente. Espolvoree las endivias con el ¼ de cucharadita de pimienta restante. Agrega el ajo a la sartén. Coloque la endibia en una sartén, con los lados cortados hacia abajo. Cocine unos 5 minutos o hasta que se dore. Dale la vuelta con cuidado a la endibia; cocine de 2 a 3 minutos más o hasta que estén tiernos. Sirve con pollo.

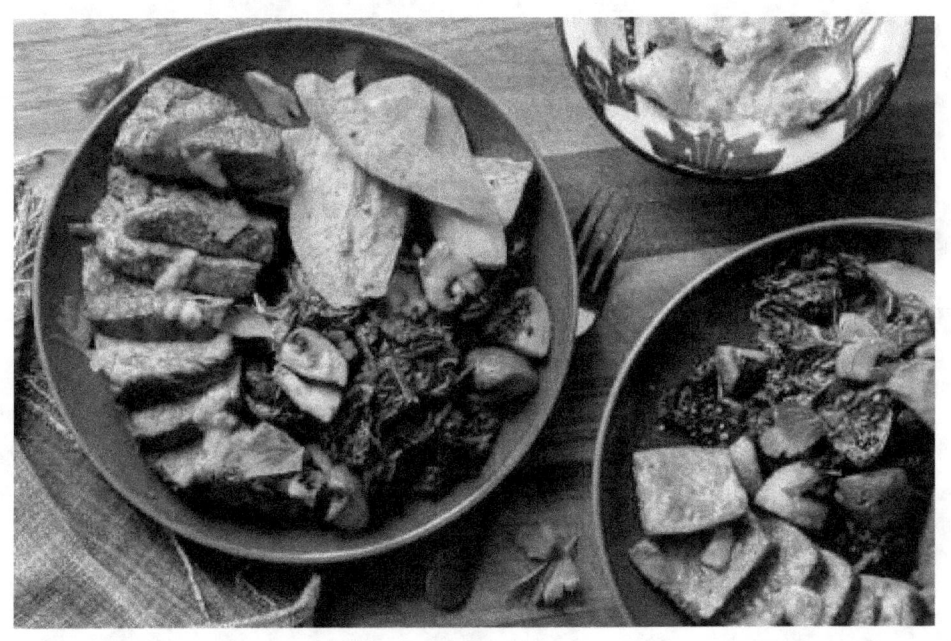

POLLO CON CEBOLLETAS, BERROS Y RÁBANOS

DEBERES: 20 minutos de cocción: 8 minutos de horneado: 30 minutos rinde: 4 porciones

AUNQUE PUEDA PARECER EXTRAÑO COCINAR RÁBANOS, APENAS SE COCINAN AQUÍ, LO SUFICIENTE PARA SUAVIZAR SU PICADURA PICANTE Y ABLANDARLOS UN POCO.

- 3 cucharadas de aceite de oliva
- 4 mitades de pechuga de pollo con hueso de 10 a 12 onzas (con piel)
- 1 cucharada de condimento de hierbas de limón (ver receta)
- ¾ taza de cebolletas en rodajas
- 6 rábanos, en rodajas finas
- ¼ de cucharadita de pimienta negra
- ½ taza de vermú blanco seco o vino blanco seco
- ⅓ taza de crema de anacardos (ver receta)
- 1 manojo de berros, con los tallos cortados y picados
- 1 cucharada de eneldo fresco cortado en tiras

1. Precaliente el horno a 350 ° F. En una sartén grande, caliente el aceite de oliva a fuego medio-alto. Seque el pollo con una toalla de papel. Cocine el pollo, con la piel hacia abajo, durante 4 a 5 minutos o hasta que la piel esté dorada y crujiente. Dar la vuelta al pollo; cocine unos 4 minutos o hasta que se dore. Coloque el pollo, con la piel hacia arriba, en una fuente para hornear poco profunda. Espolvoree el pollo con el condimento de hierbas de limón. Hornee unos 30 minutos o hasta que un termómetro de lectura instantánea insertado en el pollo registre 170 ° F.

2. Mientras tanto, vierta toda la grasa menos 1 cucharada de la sartén; Vuelva a calentar la sartén. Agregue cebolletas y rábanos; cocine unos 3 minutos o hasta que las cebolletas se marchiten. Espolvorea con pimienta. Agregue el vermú, revolviendo para raspar los trozos dorados. Llevar a ebullición; cocine hasta que se reduzca y espese un poco. Agregue la crema de anacardos; llevar a ebullición. Retire la sartén del fuego; agregue los berros y el eneldo, revolviendo suavemente hasta que los berros se marchiten. Agregue los jugos de pollo que se hayan acumulado en la fuente para hornear.

3. Divida la mezcla de cebolletas en cuatro platos para servir; cubra con pollo.

POLLO TIKKA MASALA

DEBERES: 30 minutos marinado: 4 a 6 horas cocción: 15 minutos asado: 8 minutos rinde: 4 porciones

ESTO SE INSPIRÓ EN UN PLATO INDIO MUY POPULAR.QUE PUEDE NO HABER SIDO CREADO EN LA INDIA EN ABSOLUTO, SINO EN UN RESTAURANTE INDIO EN EL REINO UNIDO. EL POLLO TIKKA MASALA TRADICIONAL REQUIERE QUE EL POLLO SE MARINE EN YOGUR Y LUEGO SE COCINE EN UNA SALSA DE TOMATE PICANTE SALPICADA CON CREMA. SIN LÁCTEOS QUE ATENÚEN EL SABOR DE LA SALSA, ESTA VERSIÓN TIENE UN SABOR ESPECIALMENTE LIMPIO. EN LUGAR DE ARROZ, SE SIRVE SOBRE FIDEOS DE CALABACÍN CRUJIENTES.

- 1½ libras de muslos de pollo deshuesados y sin piel o mitades de pechuga de pollo
- ¾ taza de leche de coco natural (como Nature's Way)
- 6 dientes de ajo picados
- 1 cucharada de jengibre fresco rallado
- 1 cucharadita de cilantro molido
- 1 cucharadita de pimentón
- 1 cucharadita de comino molido
- ¼ de cucharadita de cardamomo molido
- 4 cucharadas de aceite de coco refinado
- 1 taza de zanahorias picadas
- 1 apio en rodajas finas
- ½ taza de cebolla picada
- 2 chiles jalapeños o serranos, sin semillas (si lo desea) y finamente picados (ver inclinar)
- 1 lata de 14.5 onzas de tomates asados al fuego en cubitos sin sal agregada, sin escurrir
- 1 lata de 8 onzas de salsa de tomate sin sal agregada
- 1 cucharadita de garam masala sin sal agregada
- 3 calabacines medianos

½ cucharadita de pimienta negra

Hojas de cilantro fresco

1. Si usa muslos de pollo, corte cada muslo en tres trozos. Si usa mitades de pechuga de pollo, corte cada mitad de pechuga en trozos de 2 pulgadas, cortando las porciones gruesas por la mitad horizontalmente para hacerlas más delgadas. Coloque el pollo en una bolsa plástica grande con cierre; dejar de lado. Para la marinada, en un tazón pequeño combine ½ taza de la leche de coco, el ajo, el jengibre, el cilantro, el pimentón, el comino y el cardamomo. Vierta la marinada sobre el pollo en la bolsa. Selle la bolsa y dé vuelta para cubrir el pollo. Coloque la bolsa en un tazón mediano; marinar en el refrigerador durante 4 a 6 horas, volteando la bolsa de vez en cuando.

2. Precaliente el asador. En una sartén grande, caliente 2 cucharadas de aceite de coco a fuego medio. Agrega las zanahorias, el apio y la cebolla; cocine de 6 a 8 minutos o hasta que las verduras estén tiernas, revolviendo ocasionalmente. Agrega los jalapeños; cocine y revuelva por 1 minuto más. Agregue los tomates sin escurrir y la salsa de tomate. Llevar a ebullición; reducir el calor. Cocine a fuego lento, sin tapar, unos 5 minutos o hasta que la salsa espese un poco.

3. Escurra el pollo, desechando la marinada. Coloque los trozos de pollo en una sola capa sobre la rejilla sin calentar de una asadera. Ase a 5 a 6 pulgadas del fuego durante 8 a 10 minutos o hasta que el pollo ya no esté rosado, volteándolo una vez a la mitad del asado. Agregue los trozos de pollo cocidos y el ¼ de taza de leche de coco restante a la mezcla de tomate en la sartén. Cocine de 1 a 2

minutos o hasta que esté completamente caliente. Retirar del fuego; agregue el garam masala.

4. Recorte las puntas de los calabacines. Con un cortador en juliana, corte el calabacín en tiras largas y delgadas. En una sartén extra grande, caliente las 2 cucharadas restantes de aceite de coco a fuego medio-alto. Agregue las tiras de calabacín y la pimienta negra. Cocine y revuelva durante 2 a 3 minutos o hasta que los calabacines estén tiernos pero crujientes.

5. Para servir, divida el calabacín en cuatro platos para servir. Cubra con la mezcla de pollo. Adorne con hojas de cilantro.

MUSLOS DE POLLO RAS EL HANOUT

DEBERES: 20 minutos de cocción: 40 minutos rinde: 4 porciones

RAS EL HANOUT ES UN COMPLEJO Y MEZCLA DE ESPECIAS EXÓTICAS MARROQUÍES. LA FRASE SIGNIFICA "JEFE DE LA TIENDA" EN ÁRABE, LO QUE IMPLICA QUE ES UNA MEZCLA ÚNICA DE LAS MEJORES ESPECIAS QUE EL VENDEDOR DE ESPECIAS TIENE PARA OFRECER. NO HAY UNA RECETA ESTABLECIDA PARA RAS EL HANOUT, PERO A MENUDO CONTIENE UNA MEZCLA DE JENGIBRE, ANÍS, CANELA, NUEZ MOSCADA, GRANOS DE PIMIENTA, CLAVO, CARDAMOMO, FLORES SECAS (COMO LAVANDA Y ROSA), NIGELLA, MACIS, GALANGA Y CÚRCUMA.

1 cucharada de comino molido

2 cucharaditas de jengibre molido

1½ cucharaditas de pimienta negra

1½ cucharaditas de canela molida

1 cucharadita de cilantro molido

1 cucharadita de pimienta de cayena

1 cucharadita de pimienta gorda molida

½ cucharadita de clavo molido

¼ de cucharadita de nuez moscada molida

1 cucharadita de hebras de azafrán (opcional)

4 cucharadas de aceite de coco sin refinar

8 muslos de pollo con hueso

1 paquete de 8 onzas de champiñones frescos, rebanados

1 taza de cebolla picada

1 taza de pimiento rojo, amarillo o verde picado (1 grande)

4 tomates roma, sin corazón, sin semillas y picados

4 dientes de ajo picados

2 latas de 13.5 onzas de leche de coco natural (como Nature's Way)

3 a 4 cucharadas de jugo de limón fresco

¼ taza de cilantro fresco finamente cortado

1. Para el ras el hanout, en un mortero mediano o en un tazón pequeño combine el comino, el jengibre, la pimienta negra, la canela, el cilantro, la pimienta de cayena, la pimienta de Jamaica, el clavo, la nuez moscada y, si lo desea, el azafrán. Muela con un mortero o revuelva con una cuchara para mezclar bien. Dejar de lado.

2. En una sartén extra grande, caliente 2 cucharadas de aceite de coco a fuego medio. Espolvorea los muslos de pollo con 1 cucharada de ras el hanout. Agrega el pollo a la sartén; cocine de 5 a 6 minutos o hasta que se dore, volteando una vez a la mitad de la cocción. Retire el pollo de la sartén; mantener caliente.

3. En la misma sartén, caliente las 2 cucharadas de aceite de coco restantes a fuego medio. Agregue los champiñones, la cebolla, el pimiento dulce, los tomates y el ajo. Cocine y revuelva unos 5 minutos o hasta que las verduras estén tiernas. Agregue la leche de coco, el jugo de lima y 1 cucharada de ras el hanout. Regrese el pollo a la sartén. Llevar a ebullición; reducir el calor. Cocine a fuego lento, tapado, unos 30 minutos o hasta que el pollo esté tierno (175 ° F).

4. Sirva el pollo, las verduras y la salsa en tazones. Adorne con cilantro.

Nota: Guarde el Ras el Hanout sobrante en un recipiente tapado hasta por 1 mes.

MUSLOS DE POLLO ADOBO DE CARAMBOLA SOBRE ESPINACAS ESTOFADAS

DEBERES: 40 minutos marinado: 4 a 8 horas cocción: 45 minutos rinde: 4 porciones

SI ES NECESARIO, SEQUE EL POLLO. CON UNA TOALLA DE PAPEL DESPUÉS DE QUE SALGA DEL ADOBO ANTES DE DORARLO EN LA SARTÉN. CUALQUIER LÍQUIDO QUE QUEDE EN LA CARNE SALPICARÁ EL ACEITE CALIENTE.

- 8 muslos de pollo con hueso (1½ a 2 libras), sin piel
- ¾ taza de vinagre blanco o de sidra
- ¾ taza de jugo de naranja natural
- ½ taza de agua
- ¼ de taza de cebolla picada
- ¼ taza de cilantro fresco cortado en tiras
- 4 dientes de ajo picados
- ½ cucharadita de pimienta negra
- 1 cucharada de aceite de oliva
- 1 carambola (carambola), en rodajas
- 1 taza de caldo de huesos de pollo (ver receta) o caldo de pollo sin sal agregada
- 2 paquetes de 9 onzas de hojas de espinaca frescas
- Hojas frescas de cilantro (opcional)

1. Coloque el pollo en una olla de acero inoxidable o esmaltada; dejar de lado. En un tazón mediano, combine el vinagre, el jugo de naranja, el agua, la cebolla, ¼ de taza de cilantro picado, el ajo y la pimienta; vierta sobre el pollo. Cubra y deje marinar en el refrigerador de 4 a 8 horas.

2. Lleve la mezcla de pollo a ebullición en una olla a fuego medio-alto; reducir el calor. Tape y cocine a fuego lento

durante 35 a 40 minutos o hasta que el pollo ya no esté rosado (175 ° F).

3. En una sartén extra grande, caliente el aceite a fuego medio-alto. Con unas pinzas, retire el pollo del horno holandés, agitando suavemente para que el líquido de cocción gotee; reserva el líquido de cocción. Dorar el pollo por todos lados, volteándolo con frecuencia para que se dore uniformemente.

4. Mientras tanto, para la salsa, cuele el líquido de cocción; Regrese al horno holandés. Llevar a ebullición. Hervir unos 4 minutos para reducir y espesar un poco; agregue carambola; hervir durante 1 minuto más. Regrese el pollo a la salsa en el horno holandés. Retírelo del calor; cubrir para mantener el calor.

5. Limpia la sartén. Vierta el caldo de huesos de pollo en una sartén. Llevar a ebullición a fuego medio-alto; agregue las espinacas. Reducir el fuego; cocine a fuego lento durante 1 a 2 minutos o hasta que las espinacas se ablanden, revolviendo constantemente. Con una espumadera, transfiera las espinacas a una fuente para servir. Cubra con pollo y salsa. Si lo desea, espolvoree con hojas de cilantro.

TACOS DE REPOLLO POBLANO Y POLLO CON MAYONESA DE CHIPOTLE

DEBERES: 25 minutos de horneado: 40 minutos rinde: 4 porciones

SIRVE ESTOS TACOS SUCIOS PERO SABROSOS CON UN TENEDOR PARA RECUPERAR EL RELLENO QUE SE CAIGA DE LA HOJA DE COL MIENTRAS LA COME.

1 cucharada de aceite de oliva

2 chiles poblanos, sin semillas (si se desea) y picados (ver inclinar)

½ taza de cebolla picada

3 dientes de ajo picados

1 cucharada de chile en polvo sin sal

2 cucharaditas de comino molido

½ cucharadita de pimienta negra

1 lata de 8 onzas de salsa de tomate sin sal agregada

¾ taza de caldo de huesos de pollo (ver receta) o caldo de pollo sin sal agregada

1 cucharadita de orégano mexicano seco, triturado

1 a 1½ libras de muslos de pollo deshuesados y sin piel

10 a 12 hojas de repollo medianas a grandes

Chipotle Paleo Mayo (ver receta)

1. Precaliente el horno a 350 ° F. En una sartén grande para horno, caliente el aceite a fuego medio-alto. Agrega los chiles poblanos, la cebolla y el ajo; cocine y revuelva durante 2 minutos. Agrega el chile en polvo, el comino y la pimienta negra; cocine y revuelva durante 1 minuto más (si es necesario, reduzca el fuego para evitar que las especias se quemen).

2. Agregue la salsa de tomate, el caldo de huesos de pollo y el orégano a la sartén. Llevar a ebullición. Coloque con cuidado los muslos de pollo en la mezcla de tomate. Cubra

la sartén con una tapa. Hornee unos 40 minutos o hasta que el pollo esté tierno (175 ° F), volteándolo una vez a la mitad.

3. Retire el pollo de la sartén; enfriar un poco. Con dos tenedores, desmenuce el pollo en trozos pequeños. Agregue el pollo desmenuzado a la mezcla de tomate en una sartén.

4. Para servir, vierta la mezcla de pollo en hojas de repollo; cubra con Chipotle Paleo Mayo.

GUISO DE POLLO CON ZANAHORIAS BABY Y BOK CHOY

DEBERES: 15 minutos de cocción: 24 minutos de reposo: 2 minutos rinde: 4 porciones

BABY BOK CHOY ES MUY DELICADO Y SE PUEDE COCINAR DEMASIADO EN UN INSTANTE. PARA MANTENERLO CRUJIENTE Y CON UN SABOR FRESCO, NO MARCHITO NI EMPAPADO, ASEGÚRESE DE QUE SE CUEZA AL VAPOR EN LA OLLA CALIENTE TAPADA (FUERA DEL FUEGO) DURANTE NO MÁS DE 2 MINUTOS ANTES DE SERVIR EL ESTOFADO.

- 2 cucharadas de aceite de oliva
- 1 puerro, en rodajas (partes blancas y verde claro)
- 4 tazas de caldo de huesos de pollo (ver receta) o caldo de pollo sin sal agregada
- 1 taza de vino blanco seco
- 1 cucharada de mostaza estilo Dijon (ver receta)
- ½ cucharadita de pimienta negra
- 1 ramita de tomillo fresco
- 1¼ libras de muslos de pollo deshuesados y sin piel, cortados en trozos de 1 pulgada
- 8 onzas de zanahorias pequeñas con la parte superior, restregadas, cortadas y cortadas por la mitad a lo largo, o 2 zanahorias medianas, cortadas al bies
- 2 cucharaditas de cáscara de limón finamente rallada (reservar)
- 1 cucharada de jugo de limón fresco
- 2 cabezas baby bok choy
- ½ cucharadita de tomillo fresco cortado en tiras

1. En una cacerola grande caliente 1 cucharada de aceite de oliva a fuego medio. Cocine los puerros en aceite caliente durante 3 a 4 minutos o hasta que se ablanden. Agregue el caldo de huesos de pollo, el vino, la mostaza estilo Dijon, ¼ de cucharadita de pimienta y una ramita de tomillo. Llevar a ebullición; reducir el calor. Cocine de 10 a 12

minutos o hasta que el líquido se reduzca en aproximadamente un tercio. Deseche la ramita de tomillo.

2. Mientras tanto, en un horno holandés, caliente la 1 cucharada de aceite de oliva restante a fuego medio-alto. Espolvoree el pollo con el ¼ de cucharadita de pimienta restante. Cocine en aceite caliente unos 3 minutos o hasta que se dore, revolviendo ocasionalmente. Escurre la grasa si es necesario. Agregue con cuidado la mezcla de caldo reducido a la olla, raspando los trozos marrones; agregue las zanahorias. Llevar a ebullición; reducir el calor. Cocine a fuego lento, sin tapar, durante 8 a 10 minutos o hasta que las zanahorias estén tiernas. Incorpora el jugo de limón. Corta el bok choy por la mitad a lo largo. (Si las cabezas de bok choy son grandes, córtelas en cuartos.) Coloque el bok choy encima del pollo en la olla. Cubrir y retirar del fuego; déjelo reposar por 2 minutos.

3. Sirva el estofado en tazones poco profundos. Espolvorear con piel de limón y tomillo en tiras.

SALTEADO DE POLLO CON ANACARDOS Y NARANJA Y PIMIENTO DULCE EN ROLLITOS DE LECHUGA

EMPEZAR A ACABAR: 45 minutos rinde: 4 a 6 porciones

ENCONTRARÁS DOS TIPOS DE ACEITE DE COCO EN LOS ESTANTES, REFINADO Y EXTRA VIRGEN, O SIN REFINAR. COMO SU NOMBRE LO INDICA, EL ACEITE DE COCO VIRGEN EXTRA PROVIENE DEL PRIMER PRENSADO DEL COCO FRESCO Y CRUDO. SIEMPRE ES LA MEJOR OPCIÓN CUANDO SE COCINA A FUEGO MEDIO O MEDIO-ALTO. EL ACEITE DE COCO REFINADO TIENE UN PUNTO DE HUMO MÁS ALTO, ASÍ QUE ÚSELO SOLO CUANDO COCINE A FUEGO ALTO.

- 1 cucharada de aceite de coco refinado
- 1½ a 2 libras de muslos de pollo deshuesados y sin piel, cortados en tiras finas del tamaño de un bocado
- 3 pimientos dulces rojos, naranjas y / o amarillos, sin tallos, sin semillas y cortados en rodajas finas en tiras del tamaño de un bocado
- 1 cebolla morada, cortada por la mitad a lo largo y en rodajas finas
- 1 cucharadita de cáscara de naranja finamente rallada (reservar)
- ½ taza de jugo de naranja natural
- 1 cucharada de jengibre fresco picado
- 3 dientes de ajo picados
- 1 taza de anacardos crudos sin sal, tostados y picados en trozos grandes (ver inclinar)
- ½ taza de cebolletas verdes en rodajas (4)
- 8 a 10 hojas de mantequilla o lechuga iceberg

1. En un wok o sartén grande, caliente el aceite de coco a fuego alto. Agrega el pollo; cocine y revuelva durante 2 minutos. Agrega los pimientos y la cebolla; cocine y revuelva

durante 2 a 3 minutos o hasta que las verduras comiencen a ablandarse. Retire el pollo y las verduras del wok; mantener caliente.

2. Limpie el wok con una toalla de papel. Agrega el jugo de naranja al wok. Cocine unos 3 minutos o hasta que el jugo hierva y se reduzca un poco. Agrega jengibre y ajo. Cocine y revuelva durante 1 minuto. Regrese la mezcla de pollo y pimientos al wok. Agregue la cáscara de naranja, los anacardos y las cebolletas. Sirve sofreír sobre hojas de lechuga.

POLLO VIETNAMITA CON COCO Y LIMONCILLO

EMPEZAR A ACABAR: 30 minutos rinde: 4 porciones

ESTE CURRY DE COCO RÁPIDO PUEDE ESTAR EN LA MESA EN 30 MINUTOS DESDE EL MOMENTO EN QUE COMIENZA A PICAR, POR LO QUE ES UNA COMIDA IDEAL PARA UNA NOCHE OCUPADA DE LA SEMANA.

- 1 cucharada de aceite de coco sin refinar
- 4 tallos de limoncillo (solo partes pálidas)
- 1 paquete de 3.2 onzas de champiñones ostra, picados
- 1 cebolla grande, finamente rebanada, aros partidos por la mitad
- 1 jalapeño fresco, sin semillas y finamente picado (ver <u>inclinar</u>)
- 2 cucharadas de jengibre fresco picado
- 3 dientes de ajo picados
- 1½ libras de muslos de pollo deshuesados y sin piel, en rodajas finas y cortados en trozos pequeños
- ½ taza de leche de coco natural (como Nature's Way)
- ½ taza de caldo de huesos de pollo (ver <u>receta</u>) o caldo de pollo sin sal agregada
- 1 cucharada de curry rojo en polvo sin sal
- ½ cucharadita de pimienta negra
- ½ taza de hojas frescas de albahaca cortadas
- 2 cucharadas de jugo de lima fresco
- Coco rallado sin azúcar (opcional)

1. En una sartén extra grande, caliente el aceite de coco a fuego medio. Agrega limoncillo; cocine y revuelva por 1 minuto. Agrega los champiñones, la cebolla, el jalapeño, el jengibre y el ajo; cocine y revuelva durante 2 minutos o hasta que la cebolla esté tierna. Agrega el pollo; cocine unos 3 minutos o hasta que el pollo esté bien cocido.

2. En un tazón pequeño, combine la leche de coco, el caldo de huesos de pollo, el curry en polvo y la pimienta negra. Agrega a la mezcla de pollo en una sartén; cocine por 1 minuto o hasta que el líquido se espese un poco. Retírelo del calor; agregue la albahaca fresca y el jugo de lima. Si lo desea, espolvoree las porciones con coco.

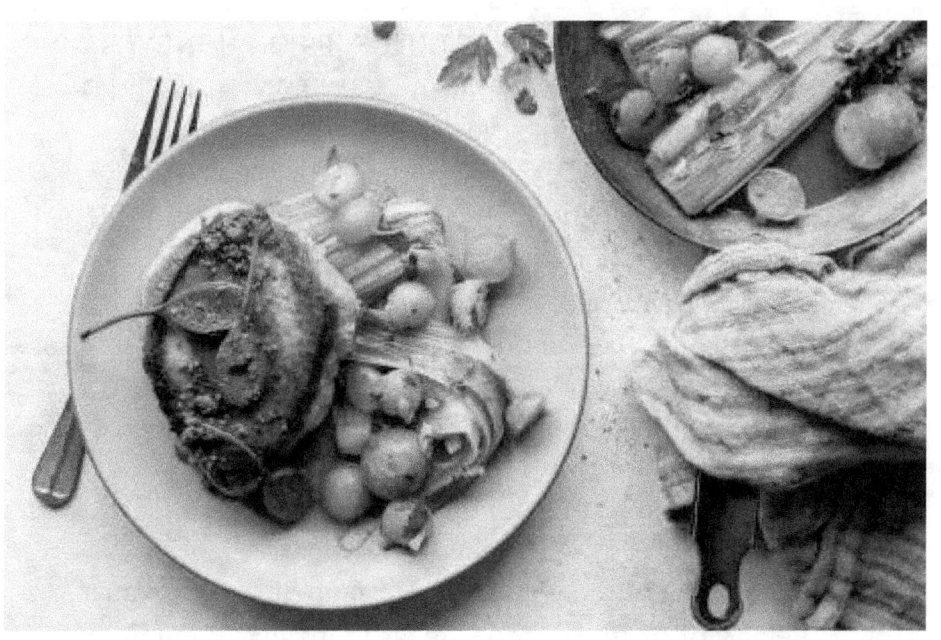

ENSALADA DE POLLO A LA PARRILLA Y ESCAROLA DE MANZANA

DEBERES: 30 minutos grill: 12 minutos rinde: 4 porciones

SI TE GUSTA UNA MANZANA MÁS DULCE IR CON HONEYCRISP. SI LE GUSTA UNA TARTA DE MANZANA, USE GRANNY SMITH O, PARA EQUILIBRAR, PRUEBE UNA MEZCLA DE LAS DOS VARIEDADES.

3 manzanas medianas Honeycrisp o Granny Smith
4 cucharaditas de aceite de oliva virgen extra
½ taza de chalotas finamente picadas
2 cucharadas de perejil fresco picado
1 cucharada de condimento para aves
3 a 4 cabezas de escarola, en cuartos
1 libra de pechuga de pollo o pavo molida
⅓ taza de avellanas tostadas picadas *
⅓ taza de vinagreta francesa clásica (ver <u>receta</u>)

1. Cortar por la mitad y quitar el corazón de las manzanas. Pelar y picar finamente 1 de las manzanas. En una sartén mediana calienta 1 cucharadita de aceite de oliva a fuego medio. Agregue la manzana picada y las chalotas; cocine hasta que esté tierno. Agregue el perejil y el condimento para aves. Dejar enfriar.

2. Mientras tanto, quite el corazón de las 2 manzanas restantes y córtelas en gajos. Cepille los lados cortados de las rodajas de manzana y la escarola con el aceite de oliva restante. En un tazón grande combine el pollo y la mezcla de manzana enfriada. Dividir en ocho porciones; dale

forma a cada porción en una hamburguesa de 2 pulgadas de diámetro.

3. Para una parrilla de carbón o gas, coloque las hamburguesas de pollo y las rodajas de manzana en una parrilla directamente a fuego medio. Tape y cocine a la parrilla durante 10 minutos, volteando una vez a la mitad de la parrilla. Agregue la escarola con los lados cortados hacia abajo. Tape y cocine a la parrilla durante 2 a 4 minutos o hasta que la escarola esté ligeramente carbonizada, las manzanas tiernas y las hamburguesas de pollo estén listas (165 ° F).

4. Picar la escarola en trozos grandes. Divida la escarola en cuatro platos para servir. Cubra con empanadas de pollo, rodajas de manzana y avellanas. Rocíe con vinagreta francesa clásica.

* Consejo: Para tostar las avellanas, precaliente el horno a 350 ° F. Extienda las nueces en una sola capa en una fuente para hornear poco profunda. Hornee de 8 a 10 minutos o hasta que esté ligeramente tostado, revolviendo una vez para tostar uniformemente. Enfríe un poco las nueces. Coloque las nueces tibias sobre un paño de cocina limpio; frote con la toalla para quitar las pieles sueltas.

SOPA DE POLLO TOSCANA CON CINTAS DE COL RIZADA

DEBERES: 15 minutos de cocción: 20 minutos rinde: 4 a 6 porciones

UNA CUCHARADA DE PESTO—SU ELECCIÓN DE ALBAHACA O RÚCULA — AGREGA UN GRAN SABOR A ESTA SABROSA SOPA SAZONADA CON CONDIMENTO PARA AVES DE CORRAL SIN SAL. PARA MANTENER LAS CINTAS DE COL DE COLOR VERDE BRILLANTE Y TAN LLENAS DE NUTRIENTES COMO SEA POSIBLE, COCÍNELAS SOLO HASTA QUE SE MARCHITEN.

- 1 libra de pollo molido
- 2 cucharadas de condimento para aves sin sal agregada
- 1 cucharadita de cáscara de limón finamente rallada
- 1 cucharada de aceite de oliva
- 1 taza de cebolla picada
- ½ taza de zanahorias picadas
- 1 taza de apio picado
- 4 dientes de ajo, en rodajas
- 4 tazas de caldo de huesos de pollo (ver receta) o caldo de pollo sin sal agregada
- 1 lata de 14.5 onzas de tomates asados al fuego sin sal agregada, sin escurrir
- 1 manojo de col rizada Lacinato (toscana), sin tallos, cortada en tiras
- 2 cucharadas de jugo de limón fresco
- 1 cucharadita de tomillo fresco cortado en tiras
- Pesto de albahaca o rúcula (ver recetas)

1. En un tazón mediano, combine el pollo molido, el condimento para aves y la cáscara de limón. Mezclar bien.

2. En un horno holandés, caliente el aceite de oliva a fuego medio. Agrega la mezcla de pollo, la cebolla, las zanahorias y el apio; cocine de 5 a 8 minutos o hasta que el pollo ya no esté rosado, revolviendo con una cuchara de madera

para romper la carne y agregando rodajas de ajo durante el último minuto de cocción. Agregue el caldo de huesos de pollo y los tomates. Llevar a ebullición; reducir el calor. Tape y cocine a fuego lento durante 15 minutos. Agregue la col rizada, el jugo de limón y el tomillo. Cocine a fuego lento, sin tapar, unos 5 minutos o hasta que la col rizada se ablande.

3. Para servir, sirva la sopa en tazones y cubra con albahaca o pesto de rúcula.

POLLO LARB

DEBERES: 15 minutos de cocción: 8 minutos de enfriamiento: 20 minutos rinde: 4 porciones

ESTA VERSIÓN DEL POPULAR PLATO TAILANDÉSDE POLLO MOLIDO MUY CONDIMENTADO Y VEGETALES SERVIDOS EN HOJAS DE LECHUGA ES INCREÍBLEMENTE LIGERO Y SABROSO, SIN LA ADICIÓN DE AZÚCAR, SAL Y SALSA DE PESCADO (QUE ES MUY ALTA EN SODIO) QUE TRADICIONALMENTE FORMAN PARTE DE LA LISTA DE INGREDIENTES. CON AJO, CHILES TAILANDESES, LIMONCILLO, CÁSCARA DE LIMA, JUGO DE LIMA, MENTA Y CILANTRO, NO TE LOS PERDERÁS.

1 cucharada de aceite de coco refinado

2 libras de pollo molido (95% de pechuga magra o molida)

8 onzas de champiñones, finamente picados

1 taza de cebolla morada finamente picada

1 a 2 chiles tailandeses, sin semillas y finamente picados (ver inclinar)

2 cucharadas de ajo picado

2 cucharadas de limoncillo finamente picado *

¼ de cucharadita de clavo molido

¼ de cucharadita de pimienta negra

1 cucharada de cáscara de lima finamente rallada

½ taza de jugo de limón verde fresco

⅓ taza de hojas de menta fresca bien compactas, picadas

⅓ taza de cilantro fresco bien compactado, picado

1 cabeza de lechuga iceberg, separada en hojas

1. En una sartén extra grande, caliente el aceite de coco a fuego medio-alto. Agregue pollo molido, champiñones, cebolla, chile (s), ajo, limoncillo, clavo y pimienta negra. Cocine de 8 a 10 minutos o hasta que el pollo esté bien cocido, revolviendo con una cuchara de madera para

romper la carne mientras se cocina. Escurrir si es necesario. Transfiera la mezcla de pollo a un tazón extra grande. Deje enfriar unos 20 minutos o hasta que esté un poco más caliente que la temperatura ambiente, revolviendo ocasionalmente.

2. Agregue la cáscara de lima, el jugo de lima, la menta y el cilantro a la mezcla de pollo. Sirve en hojas de lechuga.

* Consejo: para preparar la hierba de limón, necesitará un cuchillo afilado. Corta el tallo leñoso de la parte inferior del tallo y las duras hojas verdes en la parte superior de la planta. Retire las dos capas exteriores duras. Debe tener un trozo de limoncillo de aproximadamente 6 pulgadas de largo y de color amarillo pálido. Corta el tallo por la mitad horizontalmente y luego vuelve a cortar cada mitad por la mitad. Corta cada cuarto del tallo en rodajas muy finas.

HAMBURGUESAS DE POLLO CON SALSA DE ANACARDOS DE SZECHWAN

DEBERES: 30 minutos de cocción: 5 minutos grill: 14 minutos rinde: 4 porciones

EL ACEITE DE CHILE HECHO AL CALENTAR EL ACEITE DE OLIVA CON PIMIENTO ROJO TRITURADO TAMBIÉN SE PUEDE UTILIZAR DE OTRAS FORMAS. ÚSELO PARA SALTEAR VEGETALES FRESCOS, O REVUÉLVALOS CON UN POCO DE ACEITE DE CHILE ANTES DE ASARLOS.

- 2 cucharadas de aceite de oliva
- ¼ de cucharadita de pimiento rojo triturado
- 2 tazas de anacardos crudos, tostados (ver inclinar)
- ¼ taza de aceite de oliva
- ½ taza de calabacín rallado
- ¼ de taza de cebollino finamente picado
- 2 dientes de ajo picados
- 2 cucharaditas de cáscara de limón finamente rallada
- 2 cucharaditas de jengibre fresco rallado
- 1 libra de pechuga de pollo o pavo molida

SALSA DE ANACARDOS DE SZECHWAN
- 1 cucharada de aceite de oliva
- 2 cucharadas de cebolletas finamente picadas
- 1 cucharada de jengibre fresco rallado
- 1 cucharadita de polvo de cinco especias chinas
- 1 cucharadita de jugo de limón fresco
- 4 hojas de lechuga de hoja verde o mantequilla

1. Para el aceite de chile, en una cacerola pequeña combine el aceite de oliva y el pimiento rojo triturado. Calentar a fuego lento durante 5 minutos. Retírelo del calor; dejar enfriar.

2. Para la mantequilla de anacardo, coloque los anacardos y 1 cucharada de aceite de oliva en una licuadora. Cubra y mezcle hasta que esté cremoso, deteniéndose para raspar los lados según sea necesario y agregando aceite de oliva adicional, 1 cucharada a la vez, hasta que se haya usado todo el ¼ de taza y la mantequilla esté muy suave; dejar de lado.

3. En un tazón grande combine el calabacín, las cebolletas, el ajo, la cáscara de limón y las 2 cucharaditas de jengibre. Agrega el pollo molido; mezclar bien. Forme con la mezcla de pollo cuatro empanadas de ½ pulgada de grosor.

4. Para una parrilla de carbón o gas, coloque las hamburguesas en la rejilla engrasada directamente a fuego medio. Tape y cocine a la parrilla durante 14 a 16 minutos o hasta que esté cocido (165 ° F), volteando una vez a la mitad de la parrilla.

5. Mientras tanto, para la salsa, en una sartén pequeña calienta el aceite de oliva a fuego medio. Agrega las cebolletas y 1 cucharada de jengibre; cocine a fuego medio-bajo durante 2 minutos o hasta que las cebolletas se ablanden. Agregue ½ taza de mantequilla de anacardo (refrigere la mantequilla de anacardo restante hasta por 1 semana), aceite de chile, jugo de limón y polvo de cinco especias. Cocine por 2 minutos más. Retírelo del calor.

6. Sirva las empanadas sobre las hojas de lechuga. Rocíe con salsa.

WRAPS DE POLLO TURCO

DEBERES: 25 minutos de reposo: 15 minutos de cocción: 8 minutos rinde: 4 a 6 porciones

"BAHARAT" SIMPLEMENTE SIGNIFICA "ESPECIA" EN ÁRABE. UN CONDIMENTO PARA TODO USO EN LA COCINA DEL MEDIO ORIENTE, A MENUDO SE USA PARA UNTAR PESCADO, AVES Y CARNES O SE MEZCLA CON ACEITE DE OLIVA Y SE USA COMO ADOBO DE VEGETALES. LA COMBINACIÓN DE ESPECIAS DULCES Y CÁLIDAS COMO LA CANELA, EL COMINO, EL CILANTRO, EL CLAVO Y EL PIMENTÓN LO HACE PARTICULARMENTE AROMÁTICO. LA ADICIÓN DE MENTA SECA ES UN TOQUE TURCO.

⅓ taza de albaricoques secos sin azufrar, cortados

⅓ taza de higos secos cortados

1 cucharada de aceite de coco sin refinar

1½ libras de pechuga de pollo molida

3 tazas de puerros en rodajas (solo partes blancas y verde claro) (3)

⅔ de un pimiento dulce mediano verde y / o rojo, en rodajas finas

2 cucharadas de condimento Baharat (ver receta, debajo)

2 dientes de ajo picados

1 taza de tomates sin semillas, picados (2 medianos)

1 taza de pepino sin semillas, picado (½ de un tamaño mediano)

½ taza de pistachos sin sal, sin cáscara y picados, tostados (ver inclinar)

¼ taza de menta fresca cortada

¼ taza de perejil fresco cortado en tiras

8 a 12 hojas grandes de lechuga mantecosa o Bibb

1. Coloque los albaricoques y los higos en un tazón pequeño. Agregue ⅔ de taza de agua hirviendo; déjelo reposar durante 15 minutos. Escurrir, reservando ½ taza del líquido.

2. Mientras tanto, en una sartén extra grande caliente el aceite de coco a fuego medio. Agrega el pollo molido; cocine por 3 minutos, revolviendo con una cuchara de madera para romper la carne mientras se cocina. Agrega los puerros, el pimiento dulce, el condimento Baharat y el ajo; cocine y revuelva unos 3 minutos o hasta que el pollo esté cocido y la pimienta esté tierna. Agregue los albaricoques, los higos, el líquido reservado, los tomates y el pepino. Cocine y revuelva unos 2 minutos o hasta que los tomates y el pepino empiecen a descomponerse. Agregue los pistachos, la menta y el perejil.

3. Sirva el pollo y las verduras en hojas de lechuga.

Condimento Baharat: En un tazón pequeño, combine 2 cucharadas de pimentón dulce; 1 cucharada de pimienta negra; 2 cucharaditas de menta seca, finamente triturada; 2 cucharaditas de comino molido; 2 cucharaditas de cilantro molido; 2 cucharaditas de canela molida; 2 cucharaditas de clavo molido; 1 cucharadita de nuez moscada molida; y 1 cucharadita de cardamomo molido. Almacene en un recipiente herméticamente cerrado a temperatura ambiente. Rinde aproximadamente ½ taza.

GALLINAS ESPAÑOLAS DE CORNUALLES

DEBERES: 10 minutos de horneado: 30 minutos de asado: 6 minutos rinde: 2 a 3 porciones

ESTA RECETA NO PODRÍA SER MÁS SENCILLA—Y LOS RESULTADOS SON ABSOLUTAMENTE ASOMBROSOS. CANTIDADES COPIOSAS DE PIMENTÓN AHUMADO, AJO Y LIMÓN LE DAN A ESTAS DIMINUTAS AVES UN GRAN SABOR.

2 gallinas de Cornualles de 1½ libras, descongeladas si están congeladas
1 cucharada de aceite de oliva
6 dientes de ajo picados
2 a 3 cucharadas de pimentón dulce ahumado
¼ a ½ cucharadita de pimienta de cayena (opcional)
2 limones, en cuartos
2 cucharadas de perejil fresco cortado en tiras (opcional)

1. Precaliente el horno a 375°F. Para cortar en cuartos las gallinas de caza, use tijeras de cocina o un cuchillo afilado para cortar a lo largo de ambos lados de la estrecha columna vertebral. Abra el pájaro con una mariposa y corte la gallina por la mitad a través del esternón. Retire los cuartos traseros cortando la piel y la carne que separa los muslos de la pechuga. Mantenga el ala y el pecho intactos. Frote aceite de oliva sobre los trozos de gallina de Cornualles. Espolvorea con ajo picado.

2. Coloque los trozos de gallina, con la piel hacia arriba, en una sartén extra grande para horno. Espolvorea con pimentón ahumado y cayena. Exprime los cuartos de limón sobre las gallinas; agregue cuartos de limón a la sartén. Voltee los

trozos de gallina con la piel hacia abajo en la sartén. Tape y hornee por 30 minutos. Retire la sartén del horno.

3. Precaliente el asador. Con unas tenazas, voltee las piezas. Ajuste la parrilla del horno. Ase a 4 a 5 pulgadas del fuego durante 6 a 8 minutos hasta que la piel se dore y las gallinas estén listas (175 ° F). Rocíe con los jugos de la sartén. Si lo desea, espolvoree con perejil.

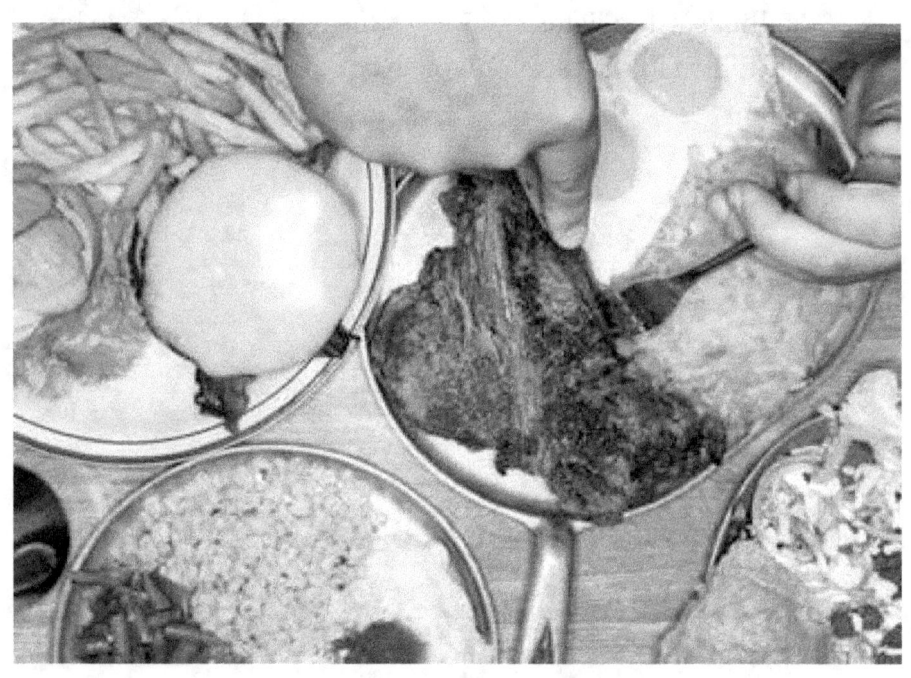

PECHUGA DE PATO CON ENSALADA DE GRANADA Y JÍCAMA

DEBERES: 15 minutos de cocción: 15 minutos rinde: 4 porciones

CORTAR UN PATRÓN DE DIAMANTE EN EL LA GRASA DE LAS PECHUGAS DE PATO PERMITE QUE LA GRASA SE DERRAME MIENTRAS SE COCINAN LAS PECHUGAS SAZONADAS CON GARAM MASALA. LA GRASA SE COMBINA CON JÍCAMA, SEMILLAS DE GRANADA, JUGO DE NARANJA Y CALDO DE RES Y SE MEZCLA CON VERDURAS PICANTES PARA QUE SE MARCHITEN UN POCO.

4 pechugas de pato Muscovy deshuesadas (alrededor de 1½ a 2 libras en total)

1 cucharada de garam masala

1 cucharada de aceite de coco sin refinar

2 tazas de jícama pelada y cortada en cubitos

½ taza de semillas de granada

¼ de taza de jugo de naranja natural

¼ de taza de caldo de hueso de res (ver receta) o caldo de res sin sal agregada

3 tazas de berros, sin tallos

3 tazas de frisée desgarrada y / o escarola belga en rodajas finas

1. Con un cuchillo afilado, haga cortes superficiales en forma de diamante en la grasa de las pechugas de pato a intervalos de 1 pulgada. Espolvoree ambos lados de las mitades de la pechuga con el garam masala. Caliente una sartén extra grande a fuego medio. Derrita el aceite de coco en la sartén caliente. Coloque las mitades de la pechuga, con la piel hacia abajo, en la sartén. Cocine durante 8 minutos con la piel hacia abajo, teniendo cuidado de no dorar demasiado rápido (reduzca el fuego si es necesario). Dar la vuelta a las pechugas de pato; cocine por 5 a 6 minutos más o hasta que un termómetro

de lectura instantánea insertado en las mitades de la pechuga registre 145 ° F para medio. Retire las mitades de la pechuga, reservando la grasa en una sartén; Cubrir con papel de aluminio para mantener el calor.

2. Para aderezar, agregue la jícama a la grasa de la sartén; cocine y revuelva durante 2 minutos a fuego medio. Agregue semillas de granada, jugo de naranja y caldo de hueso de res a la sartén. Llevar a ebullición; retirar inmediatamente del fuego.

3. Para la ensalada, en un tazón grande combine los berros y el frisée. Vierta el aderezo caliente sobre las verduras; revuelva para cubrir.

4. Divida la ensalada en cuatro platos. Cortar las pechugas de pato en rodajas finas y colocarlas en ensaladas.

PAVO ASADO CON PURÉ DE RAÍCES AL AJO

DEBERES: 1 hora de asado: 2 horas 45 minutos reposo: 15 minutos rinde: 12 a 14 porciones

BUSQUE UN PAVO QUE TENGA NO HA SIDO INYECTADO CON UNA SOLUCIÓN SALINA. SI LA ETIQUETA DICE "MEJORADO" O "AUTO-ROCIADO", ES PROBABLE QUE ESTÉ LLENA DE SODIO Y OTROS ADITIVOS.

- 1 pavo de 12 a 14 libras
- 2 cucharadas de condimento mediterráneo (ver receta)
- ¼ taza de aceite de oliva
- 3 libras de zanahorias medianas, peladas, cortadas y cortadas por la mitad o en cuartos a lo largo
- 1 receta de puré de raíces con ajo (ver receta, debajo)

1. Precaliente el horno a 425 ° F. Retire el cuello y las menudencias del pavo; reserve para otro uso si lo desea. Afloje con cuidado la piel del borde del seno. Pase los dedos debajo de la piel para crear un bolsillo en la parte superior del pecho y en la parte superior de las baquetas. Vierta 1 cucharada de condimento mediterráneo debajo de la piel; use sus dedos para distribuirlo uniformemente sobre el pecho y las baquetas. Tire de la piel del cuello hacia atrás; sujetar con un pincho. Meta los extremos de las baquetas debajo de la banda de piel a lo largo de la cola. Si no hay una banda de piel, ate las baquetas firmemente a la cola con hilo de cocina 100% algodón. Gire las puntas de las alas debajo de la espalda.

2. Coloque el pavo, con la pechuga hacia arriba, sobre una rejilla en una fuente para asar poco profunda extra

grande. Unte el pavo con 2 cucharadas de aceite. Espolvoree el pavo con el condimento mediterráneo restante. Inserte un termómetro de carne para horno en el centro de un músculo del muslo interno; el termómetro no debe tocar el hueso. Cubra el pavo sin apretar con papel de aluminio.

3. Ase durante 30 minutos. Reduzca la temperatura del horno a 325 ° F. Ase durante 1 ½ horas. En un tazón extra grande combine las zanahorias y las 2 cucharadas de aceite restantes; revuelva para cubrir. Unte las zanahorias en un molde para hornear grande con borde. Retire el papel de aluminio del pavo y corte una tira de piel o una cuerda entre las baquetas. Ase las zanahorias y el pavo durante 45 minutos a 1¼ horas más o hasta que el termómetro registre 175 ° F.

4. Saque el pavo del horno. Cubrir; déjelo reposar de 15 a 20 minutos antes de cortarlo. Sirva el pavo con zanahorias y puré de raíces con ajo.

Puré de raíces con ajo: corte y pele de 3 a 3½ libras de colinabos y de 1½ a 2 libras de raíz de apio; cortar en trozos de 2 pulgadas. En una olla de 6 cuartos, cocine los colinabos y la raíz de apio en suficiente agua hirviendo para cubrir durante 25 a 30 minutos o hasta que estén muy tiernos. Mientras tanto, en una cacerola pequeña combine 3 cucharadas de aceite extra virgen y 6 a 8 dientes de ajo picado. Cocine a fuego lento durante 5 a 10 minutos o hasta que el ajo esté muy fragante pero no dorado. Agregue con cuidado ¾ taza de caldo de huesos de pollo (vea<u>receta</u>) o caldo de pollo sin sal agregada.

Llevar a ebullición; Retírelo del calor. Escurre las verduras y devuélvelas a la olla. Triture las verduras con un machacador de patatas o bátelas con una batidora eléctrica a fuego lento. Agregue ½ cucharadita de pimienta negra. Aplasta o bate gradualmente en la mezcla de caldo hasta que las verduras se combinen y estén casi suaves. Si es necesario, agregue ¼ de taza adicional de caldo de huesos de pollo para obtener la consistencia deseada.

PECHUGA DE PAVO RELLENA CON SALSA PESTO Y ENSALADA DE RÚCULA

DEBERES: 30 minutos de asado: 1 hora 30 minutos de reposo: 20 minutos rinde: 6 porciones

ESTO ES PARA LOS AMANTES DE LAS CARNES BLANCAS. AHÍ FUERA, UNA PECHUGA DE PAVO DE PIEL CRUJIENTE RELLENA CON TOMATES SECOS, ALBAHACA Y ESPECIAS MEDITERRÁNEAS. LAS SOBRAS HACEN UN GRAN ALMUERZO.

1 taza de tomates secos sin azufre (no envasados en aceite)
1 mitad de pechuga de pavo deshuesada de 4 libras con piel
3 cucharaditas de condimento mediterráneo (ver receta)
1 taza de hojas de albahaca fresca empaquetadas sin apretar
1 cucharada de aceite de oliva
8 onzas de rúcula tierna
3 tomates grandes, cortados por la mitad y en rodajas
¼ taza de aceite de oliva
2 cucharadas de vinagre de vino tinto
Pimienta negra
1½ tazas de pesto de albahaca (ver receta)

1. Precaliente el horno a 375 ° F. En un tazón pequeño, vierta suficiente agua hirviendo sobre los tomates secos para cubrirlos. Deje reposar durante 5 minutos; escurrir y picar finamente.

2. Coloque la pechuga de pavo, con la piel hacia abajo, sobre una hoja grande de plástico para envolver. Coloque otra hoja de papel film sobre el pavo. Con el lado plano de un mazo de carne, golpee suavemente la pechuga hasta que tenga un grosor uniforme, de aproximadamente ¾ de pulgada de grosor. Deseche la envoltura de plástico.

Espolvoree 1½ cucharaditas de condimento mediterráneo sobre la carne. Cubra con los tomates y las hojas de albahaca. Enrolle con cuidado la pechuga de pavo, manteniendo la piel hacia afuera. Usando hilo de cocina 100% algodón, ate el asado en cuatro a seis lugares para asegurar. Unte con 1 cucharada de aceite de oliva. Espolvoree el asado con la 1½ cucharadita de condimento mediterráneo restante.

3. Coloque el asado en una parrilla colocada en una sartén poco profunda con la piel hacia arriba. Ase, sin tapar, durante 1½ horas o hasta que un termómetro de lectura instantánea insertado cerca del centro registre 165 ° F y la piel esté dorada y crujiente. Retire el pavo del horno. Cubra sin apretar con papel de aluminio; déjelo reposar durante 20 minutos antes de cortarlo.

4. Para la ensalada de rúcula, en un tazón grande combine la rúcula, los tomates, ¼ de taza de aceite de oliva, el vinagre y la pimienta al gusto. Retire los hilos del asado. Cortar el pavo en rodajas finas. Sirva con ensalada de rúcula y pesto de albahaca.

PECHUGA DE PAVO CON ESPECIAS CON SALSA BBQ DE CEREZAS

DEBERES: 15 minutos de asado: 1 hora 15 minutos de reposo: 45 minutos rinde: 6 a 8 porciones

ESTA ES UNA BUENA RECETA PARA SERVIR A UNA MULTITUD EN UNA BARBACOA EN EL PATIO TRASERO CUANDO QUIERES HACER ALGO MÁS QUE HAMBURGUESAS. SÍRVELO CON UNA ENSALADA CRUJIENTE, COMO UNA ENSALADA DE BRÓCOLI CRUJIENTE (VER RECETA) O ENSALADA DE COLES DE BRUSELAS AFEITADAS (VER RECETA).

1 pechuga de pavo entera con hueso de 4 a 5 libras
3 cucharadas de condimento ahumado (ver receta)
2 cucharadas de jugo de limón fresco
3 cucharadas de aceite de oliva
1 taza de vino blanco seco, como Sauvignon Blanc
1 taza de cerezas Bing frescas o congeladas sin azúcar, sin hueso y picadas
⅓ taza de agua
1 taza de salsa BBQ (ver receta)

1. Deje reposar la pechuga de pavo a temperatura ambiente durante 30 minutos. Precaliente el horno a 325°F. Coloque la pechuga de pavo, con la piel hacia arriba, sobre una rejilla en una fuente para asar.

2. En un tazón pequeño, combine el condimento ahumado, el jugo de limón y el aceite de oliva para hacer una pasta. Afloje la piel de la carne; Extienda suavemente la mitad de la pasta sobre la carne debajo de la piel. Extienda la pasta restante uniformemente sobre la piel. Vierta el vino en el fondo de la fuente para asar.

3. Ase de 1¼ a 1½ horas o hasta que la piel esté dorada y un termómetro de lectura instantánea insertado en el centro del asado (sin tocar el hueso) registre 170 ° F, girando la bandeja para asar a la mitad del tiempo de cocción. Deje reposar de 15 a 30 minutos antes de cortar.

4. Mientras tanto, para la salsa BBQ de cerezas, en una cacerola mediana combine las cerezas y el agua. Llevar a ebullición; reducir el calor. Cocine a fuego lento, sin tapar, durante 5 minutos. Incorpora la salsa BBQ; cocine a fuego lento durante 5 minutos. Sirve tibio oa temperatura ambiente con el pavo.

SOLOMILLO DE PAVO ESTOFADO EN VINO

DEBERES: 30 minutos de cocción: 35 minutos rinde: 4 porciones

COCINAR EL PAVO A LA SARTÉN EN UNA COMBINACIÓN DE VINO, TOMATES ROMA PICADOS, CALDO DE POLLO, HIERBAS FRESCAS Y PIMIENTO ROJO TRITURADO LE DA UN GRAN SABOR. SIRVA ESTE PLATO CON FORMA DE ESTOFADO EN TAZONES POCO PROFUNDOS Y CON CUCHARAS GRANDES PARA OBTENER UN POCO DEL SABROSO CALDO CON CADA BOCADO.

2 solomillos de pavo de 8 a 12 onzas, cortados en trozos de 1 pulgada

2 cucharadas de condimento para aves sin sal agregada

2 cucharadas de aceite de oliva

6 dientes de ajo picados (1 cucharada)

1 taza de cebolla picada

½ taza de apio picado

6 tomates roma, sin semillas y picados (aproximadamente 3 tazas)

½ taza de vino blanco seco, como Sauvignon Blanc

½ taza de caldo de huesos de pollo (ver receta) o caldo de pollo sin sal agregada

½ cucharadita de romero fresco finamente cortado

¼ a ½ cucharadita de pimiento rojo triturado

½ taza de hojas de albahaca fresca, picadas

½ taza de perejil fresco cortado en tiras

1. En un tazón grande, mezcle los trozos de pavo con el condimento para aves para cubrirlos. En una sartén antiadherente extra grande, caliente 1 cucharada de aceite de oliva a fuego medio. Cocine el pavo en tandas en aceite caliente hasta que se dore por todos lados. (No es necesario que el pavo esté bien cocido). Transfiera a un plato y manténgalo caliente.

2. Agregue la 1 cucharada de aceite de oliva restante a la sartén. Sube el fuego a medio-alto. Agrega el ajo; cocine y revuelva por 1 minuto. Agrega la cebolla y el apio; cocine y revuelva durante 5 minutos. Agregue el pavo y los jugos del plato, los tomates, el vino, el caldo de huesos de pollo, el romero y el pimiento rojo triturado. Reduce el calor a medio-bajo. Tape y cocine por 20 minutos, revolviendo ocasionalmente. Agrega la albahaca y el perejil. Destape y cocine por 5 minutos más o hasta que el pavo ya no esté rosado.

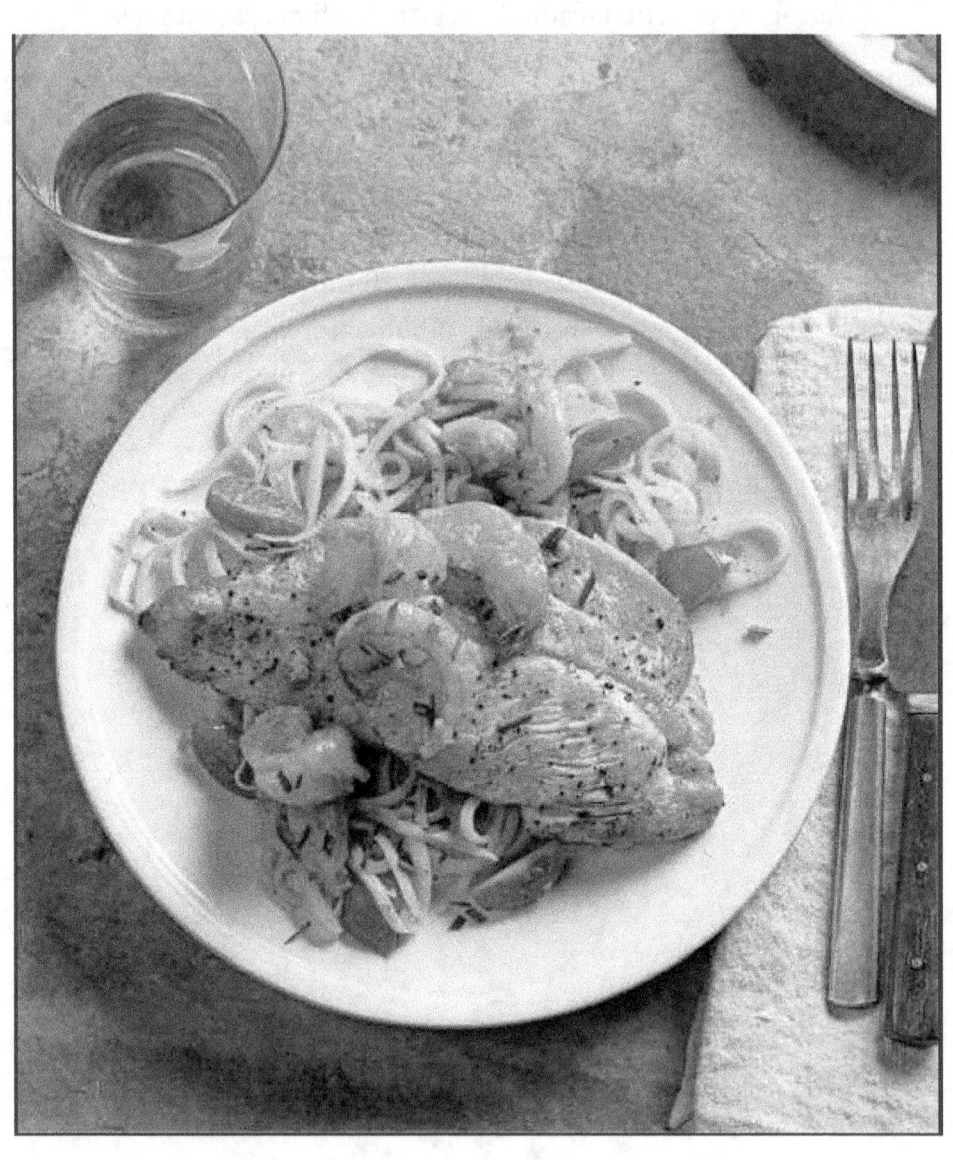

PECHUGA DE PAVO SALTEADA CON SALSA DE CEBOLLINO Y LANGOSTINOS

DEBERES: 30 minutos de cocción: 15 minutos rinde: 4 porciones FOTO

CORTAR LOS SOLOMILLOS DE PAVO POR LA MITAD HORIZONTALMENTE LO MÁS UNIFORMEMENTE POSIBLE, PRESIONE LIGERAMENTE HACIA ABAJO EN CADA UNO CON LA PALMA DE SU MANO, APLICANDO UNA PRESIÓN CONSTANTE, MIENTRAS CORTA LA CARNE.

- ¼ taza de aceite de oliva
- 2 solomillos de pechuga de pavo de 8 a 12 onzas, cortados por la mitad horizontalmente
- ¼ de cucharadita de pimienta negra recién molida
- 3 cucharadas de aceite de oliva
- 4 dientes de ajo picados
- 8 onzas de camarones medianos pelados y desvenados, sin colas y cortados por la mitad a lo largo
- ¼ de taza de vino blanco seco, caldo de huesos de pollo (ver receta), o caldo de pollo sin sal agregada
- 2 cucharadas de cebollino fresco cortado en tiras
- ½ cucharadita de cáscara de limón finamente rallada
- 1 cucharada de jugo de limón fresco
- Fideos de calabaza y tomates (ver receta, a continuación) (opcional)

1. En una sartén extra grande, caliente 1 cucharada de aceite de oliva a fuego medio-alto. Agrega el pavo a la sartén; espolvorear con pimienta. Reduzca el fuego a medio. Cocine de 12 a 15 minutos o hasta que ya no esté rosado y los jugos salgan claros (165 ° F), volteando una vez a la mitad del tiempo de cocción. Retire los filetes de pavo de la sartén. Cubrir con papel de aluminio para mantener el calor.

2. Para la salsa, en la misma sartén caliente las 3 cucharadas de aceite a fuego medio. Agrega el ajo; cocine por 30 segundos. Agrega los camarones; cocine y revuelva por 1 minuto. Agregue el vino, las cebolletas y la cáscara de limón; cocine y revuelva por 1 minuto más o hasta que los camarones estén opacos. Retírelo del calor; agregue el jugo de limón. Para servir, vierta la salsa sobre los filetes de pavo. Si lo desea, sírvalo con fideos de calabaza y tomates.

Fideos de calabaza y tomates: Con un pelador de mandolina o juliana, corte 2 calabazas de verano amarillas en tiras en juliana. En una sartén grande, caliente 1 cucharada de aceite de oliva extra virgen a fuego medio-alto. Agrega las tiras de calabaza; cocine por 2 minutos. Agregue 1 taza de tomates uva en cuartos y ¼ de cucharadita de pimienta negra recién molida; cocine por 2 minutos más o hasta que la calabaza esté tierna pero crujiente.

PAVO ESTOFADO CON VERDURAS DE RAÍZ

DEBERES: 30 minutos de cocción: 1 hora 45 minutos rinde: 4 porciones

ESTE ES UNO DE ESOS PLATOS DESEA PREPARAR EN UNA FRESCA TARDE DE OTOÑO CUANDO TENGA TIEMPO PARA DAR UN PASEO MIENTRAS HIERVE A FUEGO LENTO EN EL HORNO. SI EL EJERCICIO NO DESPIERTA EL APETITO, EL MARAVILLOSO AROMA CUANDO ENTRAS POR LA PUERTA SIN DUDA LO HARÁ.

- 3 cucharadas de aceite de oliva
- 4 patas de pavo de 20 a 24 onzas
- ½ cucharadita de pimienta negra recién molida
- 6 dientes de ajo, pelados y triturados
- 1½ cucharaditas de semillas de hinojo, magulladas
- 1 cucharadita de pimienta de Jamaica entera, magullada *
- 1½ tazas de caldo de huesos de pollo (ver receta) o caldo de pollo sin sal agregada
- 2 ramitas de romero fresco
- 2 ramitas de tomillo fresco
- 1 hoja de laurel
- 2 cebollas grandes, peladas y cortadas en 8 gajos cada una
- 6 zanahorias grandes, peladas y cortadas en rodajas de 1 pulgada
- 2 nabos grandes, pelados y cortados en cubos de 1 pulgada
- 2 chirivías medianas, peladas y cortadas en rodajas de 1 pulgada **
- 1 raíz de apio, pelada y cortada en trozos de 1 pulgada

1. Precaliente el horno a 350 ° F. En una sartén grande, caliente el aceite de oliva a fuego medio-alto hasta que brille. Agrega 2 de las piernas de pavo. Cocine unos 8 minutos o hasta que las piernas estén doradas y crujientes por todos lados, volviéndolas a dorar uniformemente.

Transfiera las piernas de pavo a un plato; repita con las 2 patas de pavo restantes. Dejar de lado.

2. Agregue pimienta, ajo, semillas de hinojo y semillas de pimienta de Jamaica a la sartén. Cocine y revuelva a fuego medio durante 1 a 2 minutos o hasta que esté fragante. Agregue el caldo de huesos de pollo, el romero, el tomillo y la hoja de laurel. Deje hervir, revolviendo para raspar los trozos dorados del fondo de la sartén. Retire la sartén del fuego y reserve.

3. En un horno holandés extragrande con tapa hermética, combine las cebollas, las zanahorias, los nabos, las chirivías y la raíz de apio. Agrega el líquido de la sartén; revuelva para cubrir. Presione las piernas de pavo en la mezcla de verduras. Cubra con una tapa.

4. Hornee aproximadamente 1 hora y 45 minutos o hasta que las verduras estén tiernas y el pavo esté bien cocido. Sirva las piernas de pavo y las verduras en tazones grandes y poco profundos. Rocíe los jugos de la sartén por encima.

* Consejo: para machacar las semillas de pimienta de Jamaica y de hinojo, coloque las semillas en una tabla de cortar. Con el lado plano de un cuchillo de chef, presione hacia abajo para triturar ligeramente las semillas.

** Consejo: corte en cubos los trozos grandes de la parte superior de las chirivías.

PASTEL DE CARNE DE PAVO CON HIERBAS CON SALSA DE TOMATE DE CEBOLLA CARAMELIZADA Y GAJOS DE REPOLLO ASADO

DEBERES: 15 minutos de cocción: 30 minutos de horneado: 1 hora 10 minutos de reposo: 5 minutos rinde: 4 porciones

EL CLÁSICO PASTEL DE CARNE CON SALSA DE TOMATE ES DEFINITIVAMENTE EN EL MENÚ PALEO CUANDO EL KETCHUP (VER RECETA) ESTÁ LIBRE DE SAL Y AZÚCARES AÑADIDOS. AQUÍ, LA SALSA DE TOMATE SE MEZCLA JUNTO CON LAS CEBOLLAS CARAMELIZADAS, QUE SE APILAN ENCIMA DEL PASTEL DE CARNE ANTES DE HORNEAR.

- 1½ libras de pavo molido
- 2 huevos, ligeramente batidos
- ½ taza de harina de almendras
- ⅓ taza de perejil fresco cortado en tiras
- ¼ de taza de cebolletas en rodajas finas (2)
- 1 cucharada de salvia fresca cortada en tiras o 1 cucharadita de salvia seca, triturada
- 1 cucharada de tomillo fresco cortado en tiras o 1 cucharadita de tomillo seco, triturado
- ¼ de cucharadita de pimienta negra
- 2 cucharadas de aceite de oliva
- 2 cebollas dulces, cortadas por la mitad y en rodajas finas
- 1 taza de Ketchup Paleo (ver receta)
- 1 repollo de cabeza pequeña, cortado por la mitad, sin corazón y cortado en 8 gajos
- ½ a 1 cucharadita de pimiento rojo triturado

1. Precaliente el horno a 350 ° F. Cubra una fuente grande para hornear con papel pergamino; dejar de lado. En un tazón

grande combine el pavo molido, los huevos, la harina de almendras, el perejil, las cebolletas, la salvia, el tomillo y la pimienta negra. En la bandeja para hornear preparada, forme la mezcla de pavo en un pan de 8 × 4 pulgadas. Hornea por 30 minutos.

2. Mientras tanto, para el ketchup de cebolla caramelizada, en una sartén grande caliente 1 cucharada de aceite de oliva a fuego medio. Agrega las cebollas; cocine unos 5 minutos o hasta que las cebollas empiecen a dorarse, revolviendo con frecuencia. Reduce el calor a medio-bajo; cocine unos 25 minutos o hasta que estén dorados y muy suaves, revolviendo ocasionalmente. Retírelo del calor; agregue la salsa de tomate Paleo Ketchup.

3. Coloque un poco de salsa de tomate de cebolla caramelizada sobre el pan de pavo. Coloque las rodajas de repollo alrededor de la hogaza. Rocíe el repollo con la cucharada restante de aceite de oliva; espolvorear con pimiento rojo triturado. Hornee unos 40 minutos o hasta que un termómetro de lectura instantánea insertado en el centro de la barra registre 165 ° F, cubra con salsa de tomate de cebolla caramelizada adicional y voltee las rodajas de repollo después de 20 minutos. Deje reposar el pan de pavo durante 5 a 10 minutos antes de cortarlo.

4. Sirva el pan de pavo con las rodajas de repollo y el ketchup de cebolla caramelizada restante.

PAVO POSOLE

DEBERES: 20 minutos para asar: 8 minutos para cocinar: 16 minutos para: 4 porciones

LOS INGREDIENTES DE ESTA SOPA CALIENTE AL ESTILO MEXICANOSON MÁS QUE GUARNICIONES. EL CILANTRO AGREGA UN SABOR DISTINTIVO, EL AGUACATE APORTA CREMOSIDAD Y LAS PEPITAS TOSTADAS BRINDAN UN DELICIOSO CRUJIDO.

8 tomatillos frescos
1¼ a 1½ libras de pavo molido
1 pimiento rojo, sin semillas y cortado en tiras finas del tamaño de un bocado
½ taza de cebolla picada (1 mediana)
6 dientes de ajo picados (1 cucharada)
1 cucharada de condimento mexicano (ver receta)
2 tazas de caldo de huesos de pollo (ver receta) o caldo de pollo sin sal agregada
1 lata de 14.5 onzas de tomates asados al fuego sin sal agregada, sin escurrir
1 chile jalapeño o serrano, sin semillas y picado (ver inclinar)
1 aguacate mediano, cortado por la mitad, pelado, sin semillas y en rodajas finas
¼ de taza de pepitas sin sal, tostadas (ver inclinar)
¼ taza de cilantro fresco cortado en tiras
Rodajas de limón

1. Precaliente el asador. Retire las cáscaras de los tomatillos y deséchelos. Lave los tomatillos y córtelos en mitades. Coloque las mitades de tomatillo en la rejilla sin calentar de una asadera. Ase a 4 a 5 pulgadas del fuego durante 8 a 10 minutos o hasta que estén ligeramente carbonizados, volteando una vez a la mitad del asado. Deje enfriar un poco en una sartén sobre una rejilla de alambre.

2. Mientras tanto, en una sartén grande cocine el pavo, el pimiento dulce y la cebolla a fuego medio-alto durante 5 a 10 minutos o hasta que el pavo esté dorado y las verduras

tiernas, revolviendo con una cuchara de madera para romper la carne mientras se cocina. Escurre la grasa si es necesario. Agregue el ajo y el condimento mexicano. Cocine y revuelva por 1 minuto más.

3. En una licuadora, combine aproximadamente dos tercios de los tomatillos carbonizados y 1 taza de caldo de huesos de pollo. Cubra y mezcle hasta que quede suave. Agregue a la mezcla de pavo en la sartén. Agregue la 1 taza restante del caldo de huesos de pollo, los tomates sin escurrir y el chile. Pica en trozos grandes los tomatillos restantes; agregar a la mezcla de pavo. Llevar a ebullición; reducir el calor. Tape y cocine a fuego lento durante 10 minutos.

4. Para servir, sirva la sopa en tazones para servir poco profundos. Cubra con aguacate, pepitas y cilantro. Pase rodajas de lima para exprimirlas sobre la sopa.

CALDO DE HUESO DE POLLO

DEBERES: 15 minutos de asado: 30 minutos de cocción: 4 horas de enfriamiento: durante la noche hace: aproximadamente 10 tazas

PARA EL MEJOR SABOR MÁS FRESCO Y MÁS ALTO CONTENIDO DE NUTRIENTES: USE CALDO DE POLLO CASERO EN SUS RECETAS. (TAMPOCO CONTIENE SAL, CONSERVANTES NI ADITIVOS). ASAR LOS HUESOS ANTES DE HERVIR A FUEGO LENTO MEJORA EL SABOR. A MEDIDA QUE SE COCINAN LENTAMENTE EN LÍQUIDO, LOS HUESOS INFUNDEN AL CALDO MINERALES COMO CALCIO, FÓSFORO, MAGNESIO Y POTASIO. LA SIGUIENTE VARIACIÓN DE OLLA DE COCCIÓN LENTA HACE QUE SEA ESPECIALMENTE FÁCIL DE HACER. CONGÉLELO EN RECIPIENTES DE 2 Y 4 TAZAS Y DESCONGELE SOLO LO QUE NECESITE.

- 2 libras de alitas y lomos de pollo
- 4 zanahorias picadas
- 2 puerros grandes, solo las partes blancas y verde pálido, en rodajas finas
- 2 tallos de apio con hojas, picados en trozos grandes
- 1 chirivía, picada en trozos grandes
- 6 ramitas grandes de perejil italiano (de hoja plana)
- 6 ramitas de tomillo fresco
- 4 dientes de ajo, cortados por la mitad
- 2 cucharaditas de granos de pimienta negra enteros
- 2 clavos de olor enteros
- Agua fría

1. Precaliente el horno a 425 ° F. Coloque las alitas de pollo y el lomo en una bandeja para hornear grande; Ase de 30 a 35 minutos o hasta que esté bien dorado.

2. Transfiera los trozos de pollo dorado y los trozos dorados acumulados en la bandeja para hornear a una olla grande. Agregue zanahorias, puerros, apio, chirivía, perejil, tomillo, ajo, granos de pimienta y clavo. Agregue suficiente agua fría (aproximadamente 12 tazas) a una olla grande para cubrir el pollo y las verduras. Llevar a fuego lento a fuego medio; ajuste el fuego para mantener el caldo a fuego lento muy lento, con burbujas apenas rompiendo la superficie. Tape y cocine a fuego lento durante 4 horas.

3. Colar el caldo caliente a través de un colador grande forrado con dos capas de estopilla húmeda 100% algodón. Deseche los sólidos. Cubra el caldo y enfríe durante la noche. Antes de usar, retire la capa de grasa de la parte superior del caldo y deséchelo.

Consejo: Para aclarar el caldo (opcional), en un tazón pequeño combine 1 clara de huevo, 1 cáscara de huevo triturada y ¼ de taza de agua fría. Revuelva la mezcla en el caldo colado en una olla. Vuelva a hervir. Retírelo del calor; déjelo reposar durante 5 minutos. Cuele el caldo caliente a través de un colador forrado con una doble capa fresca de estopilla 100% algodón. Enfríe y elimine la grasa antes de usar.

Instrucciones de la olla de cocción lenta: Prepare según las instrucciones, excepto en el Paso 2, coloque los ingredientes en una olla de cocción lenta de 5 a 6 cuartos de galón. Tape y cocine a fuego lento durante 12 a 14 horas. Continúe como se indica en el paso 3. Rinde aproximadamente 10 tazas.

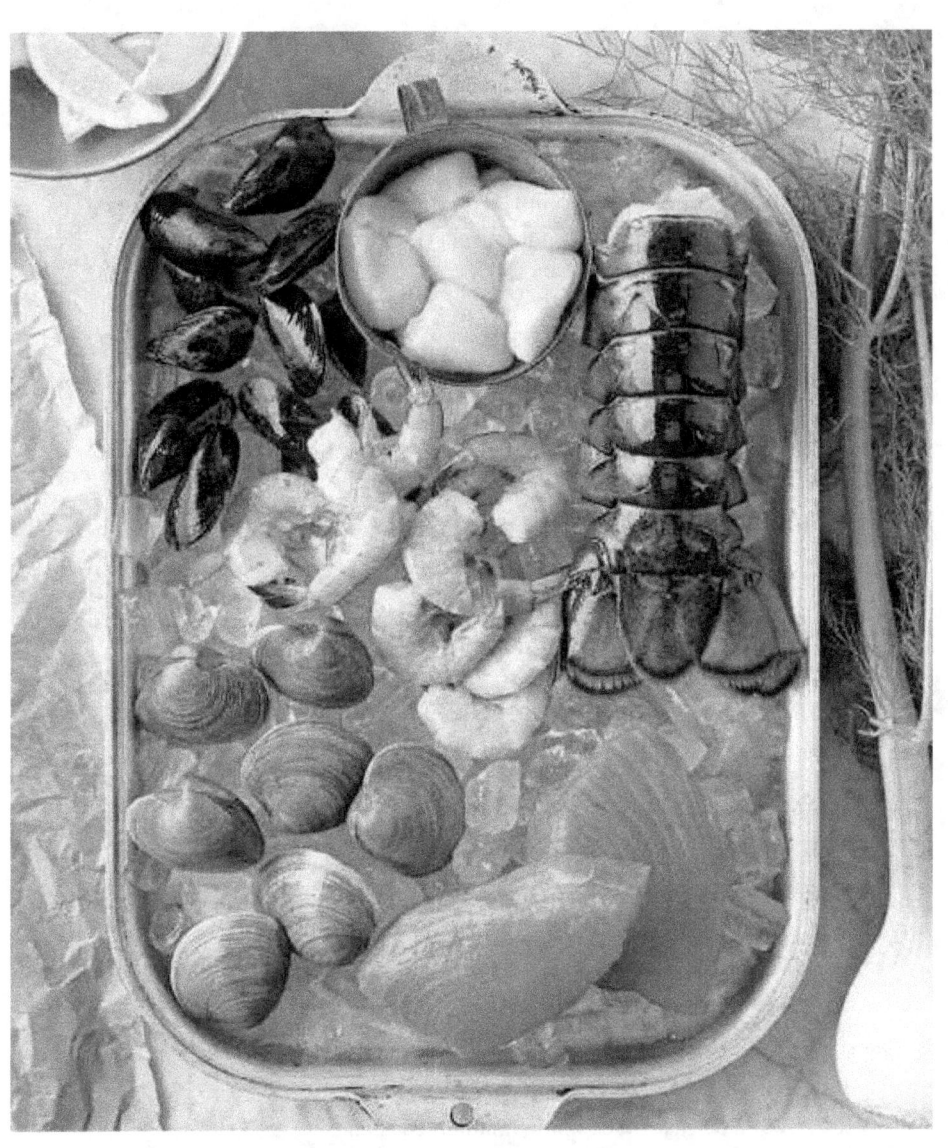

SALMÓN HARISSA VERDE

DEBERES: 25 minutos de horneado: 10 minutos a la parrilla: 8 minutos rinde: 4 porciones FOTO

SE UTILIZA UN PELADOR DE VERDURAS ESTÁNDAR. PARA CORTAR LOS ESPÁRRAGOS FRESCOS CRUDOS EN TIRAS FINAS PARA LA ENSALADA. MEZCLADO CON VINAGRETA DE CÍTRICOS BRILLANTE (VERRECETA) Y CUBIERTO CON SEMILLAS DE GIRASOL TOSTADAS Y AHUMADAS, ES UN ACOMPAÑAMIENTO REFRESCANTE DEL SALMÓN Y LA SALSA PICANTE DE HIERBAS VERDES.

SALMÓN
- 4 filetes de salmón sin piel frescos o congelados de 6 a 8 onzas, de aproximadamente 1 pulgada de grosor
- Aceite de oliva

HARISSA
- 1½ cucharaditas de semillas de comino
- 1½ cucharaditas de semillas de cilantro
- 1 taza de hojas de perejil fresco bien compactas
- 1 taza de cilantro fresco picado en trozos grandes (hojas y tallos)
- 2 jalapeños, sin semillas y picados en trozos grandes (ver inclinar)
- 1 cebolleta, cortada
- 2 dientes de ajo
- 1 cucharadita de cáscara de limón finamente rallada
- 2 cucharadas de jugo de limón fresco
- ⅓ taza de aceite de oliva

SEMILLAS DE GIRASOL ESPECIADAS
- ⅓ taza de semillas de girasol crudas
- 1 cucharadita de aceite de oliva
- 1 cucharadita de condimento ahumado (ver receta)

ENSALADA

12 espárragos grandes, recortados (aproximadamente 1 libra)

⅓ taza de vinagreta de cítricos brillante (ver <u>receta</u>)

1. Descongele el pescado, si está congelado; seque con toallas de papel. Unte ligeramente ambos lados del pescado con aceite de oliva. Dejar de lado.

2. Para la harissa, en una sartén pequeña, tueste las semillas de comino y las semillas de cilantro a fuego medio-bajo durante 3 a 4 minutos o hasta que estén ligeramente tostadas y fragantes. En un procesador de alimentos combine el comino tostado y las semillas de cilantro, el perejil, el cilantro, los jalapeños, la cebolleta, el ajo, la cáscara de limón, el jugo de limón y el aceite de oliva. Procese hasta que quede suave. Dejar de lado.

3. Para las semillas de girasol condimentadas, precaliente el horno a 300 ° F. Cubra una bandeja para hornear con papel pergamino; dejar de lado. En un tazón pequeño, combine las semillas de girasol y 1 cucharadita de aceite de oliva. Espolvoree el condimento ahumado sobre las semillas; revuelva para cubrir. Extienda las semillas de girasol de manera uniforme sobre el papel pergamino. Hornee unos 10 minutos o hasta que estén ligeramente tostados.

4. Para una parrilla de carbón o gas, coloque el salmón en una rejilla para parrilla engrasada directamente a fuego medio. Cubra y cocine a la parrilla durante 8 a 12 minutos o hasta que el pescado comience a descascararse cuando lo pruebe con un tenedor, volteándolo una vez a la mitad de la parrilla.

5. Mientras tanto, para la ensalada, con un pelador de verduras, corte los espárragos en tiras largas y delgadas. Transfiera a una fuente o tazón mediano. (Las puntas se romperán a medida que los tallos se adelgacen; agréguelos a una fuente o tazón). Rocíe la vinagreta de cítricos brillantes sobre los tallos afeitados. Espolvorea con semillas de girasol condimentadas.

6. Para servir, coloque un filete en cada uno de los cuatro platos; vierta un poco de harissa verde en cada filete. Sirva con ensalada de espárragos rallados.

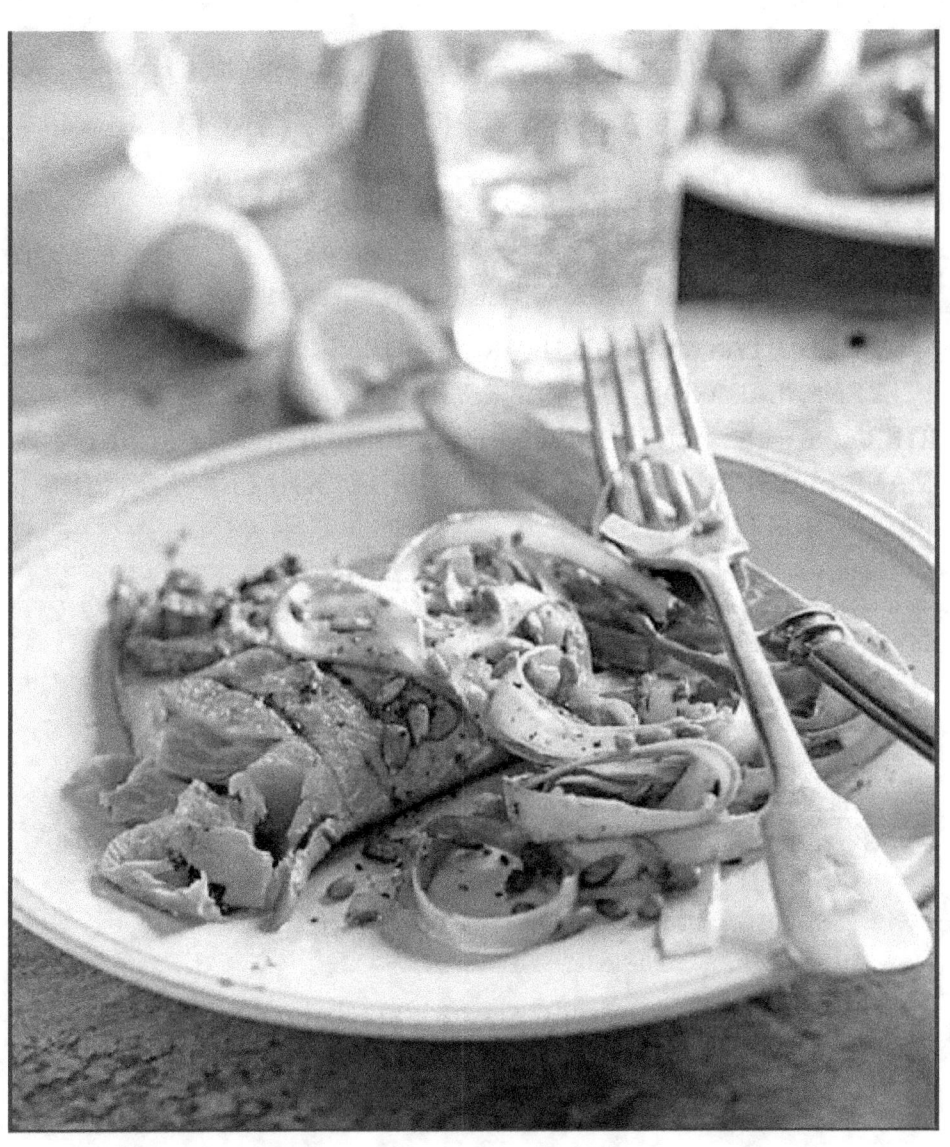

SALMÓN A LA PARRILLA CON ENSALADA DE CORAZÓN DE ALCACHOFAS ADOBADAS

DEBERES: 20 minutos grill: 12 minutos rinde: 4 porciones

A MENUDO, LAS MEJORES HERRAMIENTAS PARA PREPARAR UNA ENSALADA SON TUS MANOS. HACER QUE LAS LECHUGAS TIERNAS Y LAS ALCACHOFAS A LA PARRILLA SE INCORPOREN DE MANERA UNIFORME EN ESTA ENSALADA SE HACE MEJOR CON LAS MANOS LIMPIAS.

- 4 filetes de salmón fresco o congelado de 6 onzas
- 1 paquete de 9 onzas de corazones de alcachofa congelados, descongelados y escurridos
- 5 cucharadas de aceite de oliva
- 2 cucharadas de chalotas picadas
- 1 cucharada de cáscara de limón finamente rallada
- ¼ taza de jugo de limón fresco
- 3 cucharadas de orégano fresco cortado en tiras
- ½ cucharadita de pimienta negra recién molida
- 1 cucharada de condimento mediterráneo (ver receta)
- 1 paquete de 5 onzas de lechugas baby mixtas

1. Descongele el pescado, si está congelado. Enjuague el pescado; seque con toallas de papel. Ponga el pescado a un lado.

2. En un tazón mediano, mezcle los corazones de alcachofa con 2 cucharadas de aceite de oliva; dejar de lado. En un tazón grande combine 2 cucharadas de aceite de oliva, las chalotas, la cáscara de limón, el jugo de limón y el orégano; dejar de lado.

3. Para una parrilla de carbón o gas, coloque los corazones de alcachofa en una canasta para parrilla y cocine directamente a fuego medio-alto. Tape y cocine a la parrilla durante 6 a 8 minutos o hasta que estén bien carbonizados y calientes, revolviendo con frecuencia. Retire las alcachofas de la parrilla. Deje enfriar 5 minutos, luego agregue las alcachofas a la mezcla de chalote. Sazone con pimienta; revuelva para cubrir. Dejar de lado.

4. Unte el salmón con la cucharada restante de aceite de oliva; espolvorear con el condimento mediterráneo. Coloque el salmón en la parrilla, con los lados sazonados hacia abajo, directamente a fuego medio-alto. Tape y cocine a la parrilla durante 6 a 8 minutos o hasta que el pescado comience a descascararse cuando lo pruebe con un tenedor, volteándolo con cuidado una vez a la mitad del asado.

5. Agregue las lechugas al tazón con las alcachofas marinadas; revuelva suavemente para cubrir. Sirve la ensalada con salmón a la plancha.

SALMÓN DE SALVIA Y CHILE ASADO INSTANTÁNEAMENTE CON SALSA DE TOMATE VERDE

DEBERES: 35 minutos de frío: 2 a 4 horas de asado: 10 minutos rinde: 4 porciones

"FLASH-TUESTE" SE REFIERE A LA TÉCNICA DE CALENTAR UNA SARTÉN SECA EN EL HORNO A ALTA TEMPERATURA, AGREGAR UN POCO DE ACEITE Y EL PESCADO, POLLO O CARNE (¡CHISPORROTEA!), LUEGO TERMINAR EL PLATO EN EL HORNO. EL TUESTE RÁPIDO REDUCE EL TIEMPO DE COCCIÓN Y CREA UNA CORTEZA DELICIOSAMENTE CRUJIENTE EN EL EXTERIOR Y UN INTERIOR JUGOSO Y SABROSO.

SALMÓN

- 4 filetes de salmón fresco o congelado de 5 a 6 onzas
- 3 cucharadas de aceite de oliva
- ¼ de taza de cebolla finamente picada
- 2 dientes de ajo, pelados y en rodajas
- 1 cucharada de cilantro molido
- 1 cucharadita de comino molido
- 2 cucharaditas de pimentón dulce
- 1 cucharadita de orégano seco, triturado
- ¼ de cucharadita de pimienta de cayena
- ⅓ taza de jugo de lima fresco
- 1 cucharada de salvia fresca cortada en tiras

SALSA DE TOMATE VERDE

- 1½ tazas de tomates verdes firmes cortados en cubitos
- ⅓ taza de cebolla morada finamente picada
- 2 cucharadas de cilantro fresco cortado en tiras
- 1 jalapeño, sin semillas y picado (ver inclinar)

1 diente de ajo picado
½ cucharadita de comino molido
¼ de cucharadita de chile en polvo
2 a 3 cucharadas de jugo de limón fresco

1. Descongele el pescado, si está congelado. Enjuague el pescado; seque con toallas de papel. Ponga el pescado a un lado.

2. Para la pasta de chile y salvia, en una cacerola pequeña combine 1 cucharada de aceite de oliva, cebolla y ajo. Cocine a fuego lento durante 1 a 2 minutos o hasta que esté fragante. Agrega el cilantro y el comino; cocine y revuelva por 1 minuto. Agrega el pimentón, el orégano y la pimienta de cayena; cocine y revuelva por 1 minuto. Agregue jugo de limón y salvia; cocine y revuelva unos 3 minutos o hasta que se forme una pasta suave; frio.

3. Con los dedos, cubra ambos lados de los filetes con pasta de salvia y chile. Coloque el pescado en un plato de vidrio o no reactivo; cubra bien con una envoltura de plástico. Refrigere de 2 a 4 horas.

4. Mientras tanto, para la salsa, en un tazón mediano combine los tomates, la cebolla, el cilantro, el jalapeño, el ajo, el comino y el chile en polvo. Mezcle bien para mezclar. Rocíe con jugo de limón; revuelva para cubrir.

4. Con una espátula de goma, raspe toda la pasta que pueda del salmón. Desechar la pasta.

5. Coloque una sartén extragrande de hierro fundido en el horno. Encienda el horno a 500 ° F. Precaliente el horno con una sartén.

6. Retire la sartén caliente del horno. Vierta 1 cucharada de aceite de oliva en la sartén. Incline la sartén para cubrir el fondo de la sartén con aceite. Coloque los filetes en la sartén, con la piel hacia abajo. Unte la parte superior de los filetes con la cucharada restante de aceite de oliva.

7. Ase el salmón unos 10 minutos o hasta que el pescado comience a descascararse cuando lo pruebe con un tenedor. Sirve pescado con salsa.

SALMÓN ASADO Y ESPÁRRAGOS EN PAPILLOTE CON PESTO DE LIMÓN Y AVELLANAS

DEBERES: 20 minutos de asado: 17 minutos rinde: 4 porciones

COCINAR "EN PAPILLOTE" SIGNIFICA SIMPLEMENTE COCINAR EN PAPEL.ES UNA FORMA HERMOSA DE COCINAR POR MUCHAS RAZONES. EL PESCADO Y LAS VERDURAS SE CUECEN AL VAPOR DENTRO DEL PAQUETE DE PERGAMINO, SELLANDO LOS JUGOS, EL SABOR Y LOS NUTRIENTES, Y NO HAY OLLAS NI SARTENES PARA LAVAR DESPUÉS.

- 4 filetes de salmón fresco o congelado de 6 onzas
- 1 taza de hojas de albahaca fresca ligeramente compactadas
- 1 taza de hojas frescas de perejil ligeramente empaquetadas
- ½ taza de avellanas tostadas *
- 5 cucharadas de aceite de oliva
- 1 cucharadita de cáscara de limón finamente rallada
- 2 cucharadas de jugo de limón fresco
- 1 diente de ajo picado
- 1 libra de espárragos finos, recortados
- 4 cucharadas de vino blanco seco

1. Descongele el salmón, si está congelado. Enjuague el pescado; seque con toallas de papel. Precaliente el horno a 400 ° F.

2. Para el pesto, en una licuadora o procesador de alimentos combine la albahaca, el perejil, las avellanas, el aceite de oliva, la piel de limón, el jugo de limón y el ajo. Cubra y mezcle o procese hasta que quede suave; dejar de lado.

3. Corta cuatro cuadrados de papel pergamino de 30 cm (30 cm). Para cada paquete, coloque un filete de salmón en el centro de un cuadrado de pergamino. Cubra con un cuarto de los espárragos y 2 a 3 cucharadas de pesto; rocíe con 1 cucharada de vino. Levante dos lados opuestos del papel pergamino y dóblelos varias veces sobre el pescado. Doble los extremos del pergamino para sellar. Repita para hacer tres paquetes más.

4. Ase de 17 a 19 minutos o hasta que el pescado comience a descascararse cuando lo pruebe con un tenedor (abra con cuidado el paquete para verificar que esté cocido).

* Consejo: Para tostar las avellanas, precaliente el horno a 350 ° F. Extienda las nueces en una sola capa en una fuente para hornear poco profunda. Hornee de 8 a 10 minutos o hasta que esté ligeramente tostado, revolviendo una vez para tostar uniformemente. Enfríe un poco las nueces. Coloque las nueces tibias sobre un paño de cocina limpio; frote con la toalla para quitar las pieles sueltas.

SALMÓN CONDIMENTADO CON SALSA DE CHAMPIÑONES Y MANZANA

EMPEZAR A ACABAR: 40 minutos rinde: 4 porciones

ESTE FILETE DE SALMÓN ENTERO CUBIERTO CON UNA MEZCLA DE CHAMPIÑONES SALTEADOS, CHALOTA, RODAJAS DE MANZANA DE PIEL ROJA, Y SERVIDO SOBRE UNA CAMA DE ESPINACAS DE COLOR VERDE BRILLANTE, ES UN PLATO IMPRESIONANTE PARA SERVIR A LOS INVITADOS.

1 1½ libra de filete de salmón entero fresco o congelado, con piel
1 cucharadita de semillas de hinojo, finamente trituradas *
½ cucharadita de salvia seca, triturada
½ cucharadita de cilantro molido
¼ de cucharadita de mostaza seca
¼ de cucharadita de pimienta negra
2 cucharadas de aceite de oliva
1½ tazas de champiñones cremini frescos, cortados en cuartos
1 chalota mediana, en rodajas muy finas
1 manzana pequeña para cocinar, cortada en cuartos, sin corazón y en rodajas finas
¼ taza de vino blanco seco
4 tazas de espinaca fresca
Ramitas pequeñas de salvia fresca (opcional)

1. Descongele el salmón, si está congelado. Precaliente el horno a 425 ° F. Cubra una bandeja para hornear grande con papel pergamino; dejar de lado. Enjuague el pescado; seque con toallas de papel. Coloque el salmón, con la piel hacia abajo, en una bandeja para hornear preparada. En un tazón pequeño, combine las semillas de hinojo, ½ cucharadita de salvia seca, cilantro, mostaza y pimienta.

Espolvorea uniformemente sobre el salmón; frote con los dedos.

2. Mida el grosor del pescado. Ase el salmón durante 4 a 6 minutos por cada ½ pulgada de grosor o hasta que el pescado comience a descascararse cuando lo pruebe con un tenedor.

3. Mientras tanto, para la salsa sartén, en una sartén grande caliente el aceite de oliva a fuego medio. Agregue los champiñones y la chalota; cocine de 6 a 8 minutos o hasta que los champiñones estén tiernos y comiencen a dorarse, revolviendo ocasionalmente. Agrega la manzana; tape y cocine y revuelva por 4 minutos más. Agregue con cuidado el vino. Cocine, sin tapar, de 2 a 3 minutos o hasta que las rodajas de manzana estén tiernas. Con una espumadera, transfiera la mezcla de champiñones a un tazón mediano; cubrir para mantener el calor.

4. En la misma sartén cocine las espinacas durante 1 minuto o hasta que las espinacas estén blandas, revolviendo constantemente. Divida las espinacas en cuatro platos para servir. Corte el filete de salmón en cuatro porciones iguales, cortando hasta la piel, pero sin atravesarla. Use una espátula grande para quitar las porciones de salmón de la piel; coloque una porción de salmón sobre espinacas en cada plato. Vierta la mezcla de champiñones uniformemente sobre el salmón. Si lo desea, decore con salvia fresca.

* Consejo: Utilice un mortero y un molinillo de especias para triturar finamente las semillas de hinojo.

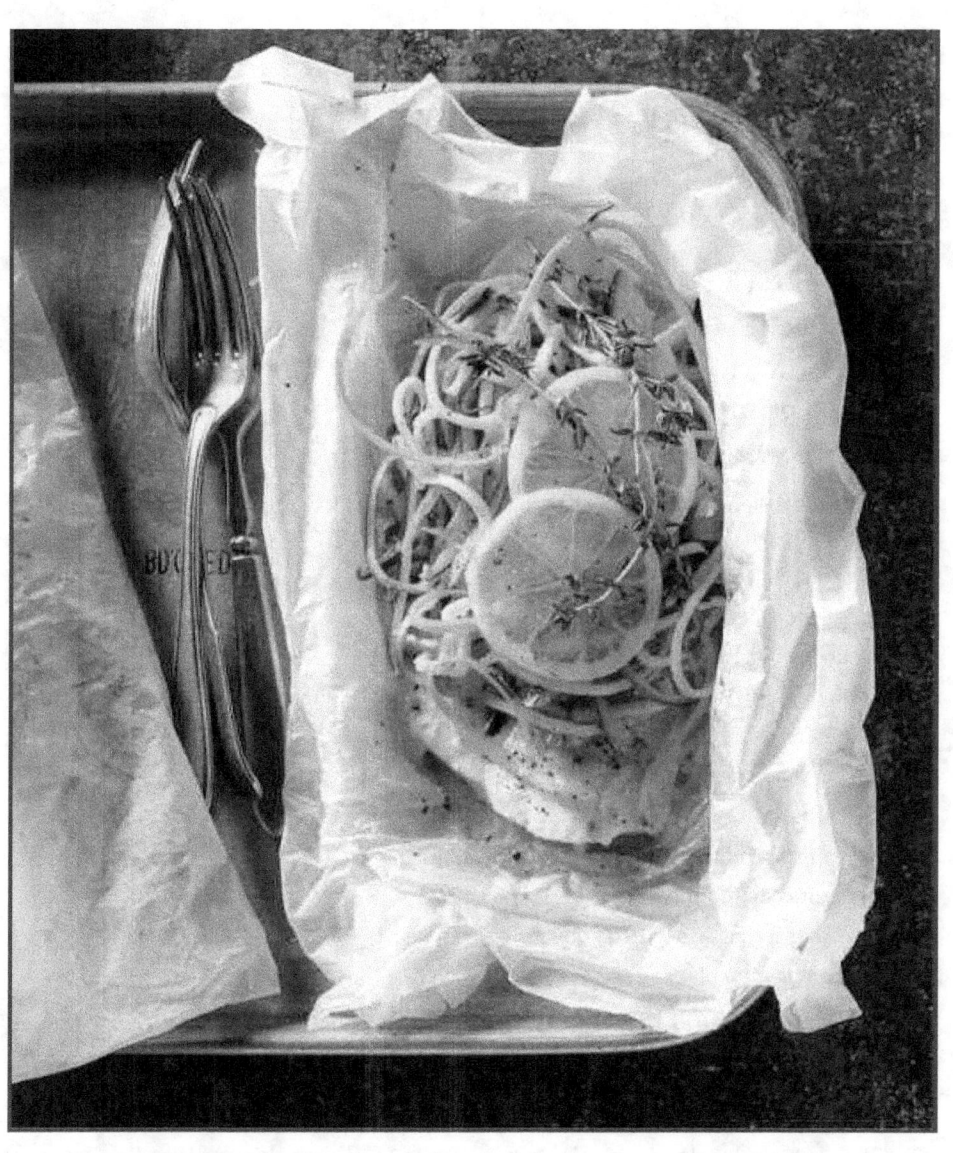

LENGUADO EN PAPILLOTE CON VERDURAS JULIANAS

DEBERES: 30 minutos de horneado: 12 minutos rinde: 4 porciones FOTO

CIERTAMENTE PUEDES CORTAR VERDURAS EN JULIANA CON UN BUEN CUCHILLO DE COCINERO AFILADO, PERO LLEVA MUCHO TIEMPO. UN PELADOR EN JULIANA (VER"EQUIPO") HACE UN TRABAJO RÁPIDO AL CREAR TIRAS DE VERDURAS LARGAS, DELGADAS Y DE FORMAS UNIFORMES.

- 4 filetes de lenguado, platija u otros filetes de pescado blanco firmes, frescos o congelados
- 1 calabacín cortado en juliana
- 1 zanahoria grande, cortada en juliana
- ½ de cebolla morada, cortada en juliana
- 2 tomates roma, sin semillas y finamente picados
- 2 dientes de ajo picados
- 1 cucharada de aceite de oliva
- ½ cucharadita de pimienta negra
- 1 limón, cortado en 8 rodajas finas, sin semillas
- 8 ramitas de tomillo fresco
- 4 cucharaditas de aceite de oliva
- ¼ taza de vino blanco seco

1. Descongele el pescado, si está congelado. Precaliente el horno a 375 ° F. En un tazón grande combine el calabacín, la zanahoria, la cebolla, los tomates y el ajo. Agregue 1 cucharada de aceite de oliva y ¼ de cucharadita de pimienta; revuelva bien para combinar. Deja las verduras a un lado.

2. Corte cuatro cuadrados de papel pergamino de 14 pulgadas. Enjuague el pescado; seque con toallas de papel. Coloque

un filete en el centro de cada cuadrado. Espolvoree con el ¼ de cucharadita de pimienta restante. Coloque las verduras, las rodajas de limón y las ramitas de tomillo encima de los filetes, dividiendo uniformemente. Rocíe cada pila con 1 cucharadita de aceite de oliva y 1 cucharada de vino blanco.

3. Trabajando con un paquete a la vez, levante dos lados opuestos del papel pergamino y dóblelos varias veces sobre el pescado. Doble los extremos del pergamino para sellar.

4. Coloque los paquetes en una bandeja para hornear grande. Hornee aproximadamente 12 minutos o hasta que el pescado comience a descascararse cuando lo pruebe con un tenedor (abra con cuidado el paquete para verificar que esté listo).

5. Para servir, coloque cada paquete en un plato; paquetes abiertos con cuidado.

TACOS DE PESTO DE RÚCULA CON CREMA DE LIMA AHUMADA

DEBERES: Parrilla de 30 minutos: 4 a 6 minutos por cada ½ pulgada de grosor rinde: 6 porciones

PUEDES SUSTITUIR EL LENGUADO POR BACALAO—SÓLO NO TILAPIA. LA TILAPIA ES, LAMENTABLEMENTE, UNA DE LAS PEORES OPCIONES PARA LOS PECES. ES CASI UNIVERSALMENTE CRIADA EN GRANJAS Y CON FRECUENCIA EN CONDICIONES HORRIBLES, POR LO QUE SI BIEN LA TILAPIA ES CASI OMNIPRESENTE, DEBE EVITARSE.

- 4 filetes de lenguado frescos o congelados de 4 a 5 onzas, de aproximadamente ½ pulgada de grosor
- 1 receta de Pesto de rúcula (ver <u>receta</u>)
- ½ taza de crema de anacardos (ver <u>receta</u>)
- 1 cucharadita de condimento ahumado (ver <u>receta</u>)
- ½ cucharadita de cáscara de lima finamente rallada
- 12 hojas de lechuga mantecosa
- 1 aguacate maduro, cortado por la mitad, sin semillas, pelado y cortado en rodajas finas
- 1 taza de tomate picado
- ¼ taza de cilantro fresco cortado en tiras
- 1 lima, cortada en gajos

1. Descongele el pescado, si está congelado. Enjuague el pescado; seque con toallas de papel. Ponga el pescado a un lado.

2. Frote un poco de Pesto de rúcula en ambos lados del pescado.

3. Para una parrilla de carbón o gas, coloque el pescado en una rejilla engrasada directamente a fuego medio. Tape y

cocine a la parrilla durante 4 a 6 minutos o hasta que el pescado comience a descascararse cuando lo pruebe con un tenedor, volteándolo una vez a la mitad de la parrilla.

4. Mientras tanto, para la crema de lima ahumada, en un tazón pequeño mezcle la crema de anacardos, el condimento ahumado y la cáscara de lima.

5. Con un tenedor, parta el pescado en trozos. Rellena las hojas de mantequilla con pescado, rodajas de aguacate y tomate; espolvorear con cilantro. Rocíe los tacos con crema de lima ahumada. Sirva con rodajas de lima para exprimir sobre los tacos.

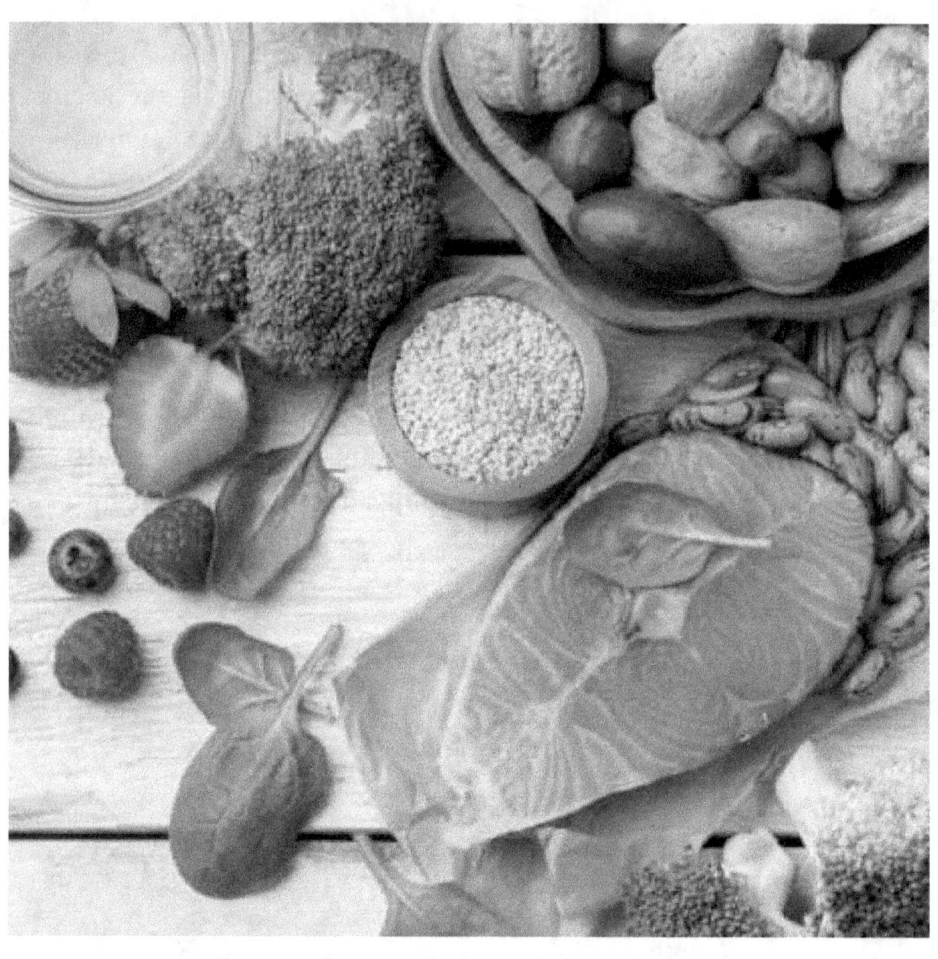

PAQUETES DE BACALAO Y CALABACÍN A LA PARRILLA CON SALSA PICANTE DE MANGO Y ALBAHACA

DEBERES: 20 minutos grill: 6 minutos rinde: 4 porciones

1 a 1½ libras de bacalao fresco o congelado, de ½ a 1 pulgada de grosor
4 piezas de 24 pulgadas de largo, papel de aluminio de 12 pulgadas de ancho
1 calabacín mediano, cortado en juliana
Condimento de hierbas de limón (ver receta)
¼ taza de Chipotle Paleo Mayo (ver receta)
1 a 2 cucharadas de mango maduro hecho puré *
1 cucharada de jugo de lima o limón fresco o vinagre de vino de arroz
2 cucharadas de albahaca fresca cortada

1. Descongele el pescado, si está congelado. Enjuague el pescado; seque con toallas de papel. Corte el pescado en cuatro porciones.

2. Dobla cada trozo de papel de aluminio por la mitad para crear un cuadrado de 30 cm (30 cm) de doble espesor. Coloque una porción de pescado en el medio de un cuadrado de papel de aluminio. Cubra con una cuarta parte del calabacín. Espolvorea con condimento de hierbas de limón. Levante dos lados opuestos del papel de aluminio y dóblelo varias veces sobre el calabacín y el pescado. Dobla los extremos del papel de aluminio. Repita para hacer tres paquetes más. Para la salsa, en un tazón pequeño mezcle el Chipotle Paleo Mayo, el mango, el jugo de limón y la albahaca; dejar de lado.

3. Para una parrilla de carbón o parrilla de gas, coloque los paquetes en la rejilla de la parrilla engrasada

directamente a fuego medio. Cubra y cocine a la parrilla durante 6 a 9 minutos o hasta que el pescado comience a descascararse cuando lo pruebe con un tenedor y el calabacín esté crujiente y tierno (abra el paquete con cuidado para probar que está cocido). No dé la vuelta a los paquetes mientras asa a la parrilla. Cubra cada porción con salsa.

* Consejo: Para el puré de mango, en una licuadora combine ¼ de taza de mango picado y 1 cucharada de agua. Cubra y mezcle hasta que quede suave. Agregue los restos de mango en puré a un batido.

BACALAO ESCALFADO AL RIESLING CON TOMATES RELLENOS CON PESTO

DEBERES: 30 minutos de cocción: 10 minutos rinde: 4 porciones

1 a 1½ libras de filetes de bacalao frescos o congelados, de aproximadamente 1 pulgada de grosor

4 tomates roma

3 cucharadas de Pesto de albahaca (ver <u>receta</u>)

¼ de cucharadita de pimienta negra molida

1 taza de Riesling o Sauvignon Blanc seco

1 ramita de tomillo fresco o ½ cucharadita de tomillo seco, triturado

1 hoja de laurel

½ taza de agua

2 cucharadas de cebollín picado

Rodajas de limón

1. Descongele el pescado, si está congelado. Corta los tomates por la mitad horizontalmente. Saque las semillas y parte de la pulpa. (Si es necesario para que el tomate se asiente, corte una rebanada muy fina del extremo, teniendo cuidado de no hacer un agujero en el fondo del tomate). Coloque un poco de pesto en cada mitad de tomate; espolvorear con pimienta molida; dejar de lado.

2. Enjuague el pescado; seque con toallas de papel. Corta el pescado en cuatro trozos. Coloque una canasta vaporera en una sartén grande con tapa hermética. Agregue aproximadamente ½ pulgada de agua a la sartén. Llevar a ebullición; reduzca el fuego a medio. Agregue los tomates, cortados hacia arriba, a la canasta. Cubra y cocine al vapor durante 2 a 3 minutos o hasta que esté completamente caliente.

3. Coloque los tomates en un plato; cubrir para mantener el calor. Saca la canasta de la vaporera de la sartén; desechar el agua. Agregue vino, tomillo, laurel y ½ taza de agua a la sartén. Llevar a ebullición; Reduce el calor a medio-bajo. Agrega el pescado y la cebolleta. Cocine a fuego lento, tapado, durante 8 a 10 minutos o hasta que el pescado comience a descascararse cuando lo pruebe con un tenedor.

4. Rocíe el pescado con un poco del líquido de la caza furtiva. Sirva el pescado con tomates rellenos de pesto y rodajas de limón.

BACALAO A LA PARRILLA CON COSTRA DE PISTACHO Y CILANTRO SOBRE PURÉ DE CAMOTES

DEBERES: 20 minutos de cocción: 10 minutos de asado: 4 a 6 minutos por cada ½ pulgada de grosor rinde: 4 porciones

1 a 1½ libras de bacalao fresco o congelado

Aceite de oliva o aceite de coco refinado

2 cucharadas de pistachos, nueces o almendras molidos

1 clara de huevo

½ cucharadita de cáscara de limón finamente rallada

1½ libras de batatas, peladas y cortadas en trozos

2 dientes de ajo

1 cucharada de aceite de coco

1 cucharada de jengibre fresco rallado

½ cucharadita de comino molido

¼ de taza de leche de coco (como Nature's Way)

4 cucharaditas de pesto de cilantro o pesto de albahaca (ver recetas)

1. Descongele el pescado, si está congelado. Precaliente el asador. Rejilla de aceite de una asadera. En un tazón pequeño combine las nueces molidas, la clara de huevo y la cáscara de limón; dejar de lado.

2. Para los camotes triturados, en una cacerola mediana cocine los camotes y el ajo en suficiente agua hirviendo para cubrirlos durante 10 a 15 minutos o hasta que estén tiernos. Drenar; Regrese las batatas y el ajo a la cacerola. Con un machacador de papas, machaca las batatas. Agregue 1 cucharada de aceite de coco, jengibre y comino. Triturar con leche de coco hasta que esté suave y esponjoso.

3. Enjuague el pescado; seque con toallas de papel. Corte el pescado en cuatro trozos y colóquelo en la rejilla preparada sin calentar de una asadera. Mételo debajo de los bordes delgados. Unte cada pieza con Pesto de Cilantro. Vierta la mezcla de nueces sobre el pesto y extienda suavemente. Ase el pescado a 4 pulgadas del fuego durante 4 a 6 minutos por ½ pulgada de grosor o hasta que el pescado comience a descascararse cuando lo pruebe con un tenedor, cubriendo con papel de aluminio durante el asado si la capa comienza a quemarse. Sirve pescado con batatas.

BACALAO AL ROMERO Y MANDARINA CON BRÓCOLI ASADO

DEBERES: 15 minutos marinado: hasta 30 minutos horneado: 12 minutos rinde: 4 porciones

1 a 1½ libras de bacalao fresco o congelado
1 cucharadita de cáscara de mandarina finamente rallada
½ taza de jugo fresco de mandarina o naranja
4 cucharadas de aceite de oliva
2 cucharaditas de romero fresco cortado en tiras
¼ a ½ cucharadita de pimienta negra molida
1 cucharadita de cáscara de mandarina finamente rallada
3 tazas de floretes de brócoli
¼ de cucharadita de pimiento rojo triturado
Rodajas de mandarina, sin semillas

1. Precaliente el horno a 450 ° F. Descongele el pescado, si está congelado. Enjuague el pescado; seque con toallas de papel. Corte el pescado en cuatro porciones. Mide el grosor del pescado. En un plato poco profundo combine la cáscara de mandarina, el jugo de mandarina, 2 cucharadas de aceite de oliva, romero y pimienta negra; agregue pescado. Cubra y deje marinar en el refrigerador hasta por 30 minutos.

2. En un tazón grande, mezcle el brócoli con las 2 cucharadas restantes de aceite de oliva y el pimiento rojo triturado. Coloque en una fuente para hornear de 2 cuartos de galón.

3. Unte ligeramente un molde para hornear poco profundo con aceite de oliva adicional. Escurre el pescado, reservando la marinada. Coloque el pescado en la sartén, metiéndolo debajo de los bordes finos. Coloque el pescado y el brócoli

en el horno. Hornee el brócoli durante 12 a 15 minutos o hasta que esté tierno y crujiente, revolviendo una vez a la mitad de la cocción. Hornee el pescado durante 4 a 6 minutos por cada ½ pulgada de grosor de pescado o hasta que el pescado comience a descascararse cuando lo pruebe con un tenedor.

4. En una cacerola pequeña, hierva la marinada reservada; cocine por 2 minutos. Rocíe la marinada sobre el pescado cocido. Sirva el pescado con brócoli y rodajas de mandarina.

WRAPS DE LECHUGA DE BACALAO AL CURRY CON RÁBANOS EN ESCABECHE

DEBERES: 20 minutos de reposo: 20 minutos de cocción: 6 minutos rinde: 4 porciones
FOTO

- 1 libra de filetes de bacalao frescos o congelados
- 6 rábanos, rallados en trozos grandes
- 6 a 7 cucharadas de vinagre de sidra
- ½ cucharadita de pimiento rojo triturado
- 2 cucharadas de aceite de coco sin refinar
- ¼ taza de mantequilla de almendras
- 1 diente de ajo picado
- 2 cucharaditas de jengibre finamente rallado
- 2 cucharadas de aceite de oliva
- 1½ a 2 cucharaditas de curry en polvo sin sal agregada
- 4 a 8 hojas de lechuga mantecosa u hojas de lechuga
- 1 pimiento rojo, cortado en juliana
- 2 cucharadas de cilantro fresco cortado en tiras

1. Descongele el pescado, si está congelado. En un tazón mediano combine los rábanos, 4 cucharadas de vinagre y ¼ de cucharadita de pimiento rojo triturado; déjelo reposar durante 20 minutos, revolviendo ocasionalmente.

2. Para la salsa de mantequilla de almendras, en una cacerola pequeña derrita el aceite de coco a fuego lento. Agregue la mantequilla de almendras hasta que quede suave. Agregue el ajo, el jengibre y la ¼ de cucharadita de pimiento rojo triturado restante. Retírelo del calor. Agregue las 2 a 3 cucharadas restantes de vinagre de sidra, revolviendo hasta que quede suave; dejar de lado. (La salsa se espesará un poco cuando se le agregue vinagre).

3. Enjuague el pescado; seque con toallas de papel. En una sartén grande calentar el aceite de oliva y el curry en polvo a fuego medio. Agrega el pescado; cocine de 3 a 6 minutos o hasta que el pescado comience a descascararse cuando lo pruebe con un tenedor, volteándolo una vez a la mitad del tiempo de cocción. Con dos tenedores, desmenuce el pescado en forma gruesa.

4. Escurrir los rábanos; desechar la marinada. Vierta un poco de pescado, tiras de pimiento dulce, mezcla de rábano y salsa de mantequilla de almendras en cada hoja de lechuga. Espolvorea con cilantro. Envuelva la hoja alrededor del relleno. Si lo desea, asegure las envolturas con palillos de madera.

ABADEJO ASADO CON LIMÓN E HINOJO

DEBERES: 25 minutos de asado: 50 minutos rinde: 4 porciones

EL EGLEFINO, EL ABADEJO Y EL BACALAO TIENEN PULPA BLANCA FIRME DE SABOR SUAVE. SON INTERCAMBIABLES EN LA MAYORÍA DE RECETAS, INCLUIDO ESTE SENCILLO PLATO DE PESCADO Y VERDURAS AL HORNO CON HIERBAS Y VINO.

- 4 filetes de eglefino, abadejo o bacalao frescos o congelados de 6 onzas, de aproximadamente ½ pulgada de grosor
- 1 bulbo grande de hinojo, sin corazón y en rodajas, con las hojas reservadas y picadas
- 4 zanahorias medianas, cortadas por la mitad verticalmente y en rodajas en trozos de 2 a 3 pulgadas de largo
- 1 cebolla morada, cortada por la mitad y en rodajas
- 2 dientes de ajo picados
- 1 limón en rodajas finas
- 3 cucharadas de aceite de oliva
- ½ cucharadita de pimienta negra
- ¾ taza de vino blanco seco
- 2 cucharadas de perejil fresco finamente cortado
- 2 cucharadas de hojas de hinojo frescas cortadas
- 2 cucharaditas de cáscara de limón finamente rallada

1. Descongele el pescado, si está congelado. Precaliente el horno a 400 ° F. En una fuente para hornear rectangular de 3 cuartos, combine el hinojo, las zanahorias, la cebolla, el ajo y las rodajas de limón. Rocíe con 2 cucharadas de aceite de oliva y espolvoree con ¼ de cucharadita de pimienta; revuelva para cubrir. Vierta el vino en un plato. Cubra el plato con papel de aluminio.

2. Ase durante 20 minutos. Descubrir; revuelva la mezcla de verduras. Ase de 15 a 20 minutos más o hasta que las

verduras estén tiernas pero crujientes. Revuelva la mezcla de verduras. Espolvorea el pescado con el ¼ de cucharadita de pimienta restante; coloque el pescado encima de la mezcla de verduras. Rocíe con la cucharada restante de aceite de oliva. Ase de 8 a 10 minutos o hasta que el pescado comience a descascararse cuando lo pruebe con un tenedor.

3. En un tazón pequeño, combine el perejil, las hojas de hinojo y la cáscara de limón. Para servir, divida la mezcla de pescado y verduras entre los platos para servir. Vierta los jugos de la sartén sobre el pescado y las verduras. Espolvorea con la mezcla de perejil.

PARGO EN COSTRA DE NUECES CON REMOULADE Y QUIMBOMBÓ AL ESTILO CAJÚN Y TOMATES

DEBERES: 1 hora de cocción: 10 minutos de horneado: 8 minutos rinde: 4 porciones

ESTE PLATO DE PESCADO DIGNO DE LA COMPAÑÍA TOMA UN POCO DE TIEMPO PREPARARLO, PERO LOS RICOS SABORES HACEN QUE VALGA LA PENA. EL REMOULADE, UNA SALSA A BASE DE MAYONESA CON ADEREZO DE MOSTAZA, LIMÓN Y CAJÚN Y CONFECCIONADO CON PIMIENTO ROJO PICADO, CEBOLLETAS Y PEREJIL, SE PUEDE PREPARAR CON UN DÍA DE ANTICIPACIÓN Y ENFRIAR.

- 4 cucharadas de aceite de oliva
- ½ taza de nueces pecanas finamente picadas
- 2 cucharadas de perejil fresco picado
- 1 cucharada de tomillo fresco picado
- 2 filetes de pargo rojo de 8 onzas, de ½ pulgada de grosor
- 4 cucharaditas de condimento cajún (ver receta)
- ½ taza de cebolla picada
- ½ taza de pimiento verde picado
- ½ taza de apio cortado en cubitos
- 1 cucharada de ajo picado
- 1 libra de vainas de quingombó fresco, cortadas en rodajas de 1 pulgada de grosor (o espárragos frescos, cortados en trozos de 1 pulgada)
- 8 onzas de tomates cherry o uva, cortados por la mitad
- 2 cucharaditas de tomillo fresco picado
- Pimienta negra
- Rémoulade (ver receta, derecha)

1. En una sartén mediana, caliente 1 cucharada de aceite de oliva a fuego medio. Agregue las nueces y tueste durante

unos 5 minutos o hasta que estén doradas y fragantes, revolviendo con frecuencia. Transfiera las nueces a un tazón pequeño y déjelas enfriar. Agrega el perejil y el tomillo y reserva.

2. Precaliente el horno a 400 ° F. Cubra una bandeja para hornear con papel pergamino o papel de aluminio. Coloque los filetes de pargo en la bandeja para hornear, con la piel hacia abajo y espolvoree cada uno con 1 cucharadita de condimento cajún. Con una brocha de repostería, aplique 2 cucharadas de aceite de oliva en los filetes. Divida la mezcla de nueces de manera uniforme entre los filetes, presionando las nueces suavemente sobre la superficie del pescado para que se adhieran. Cubra todas las áreas expuestas del filete de pescado con nueces si es posible. Hornea el pescado de 8 a 10 minutos o hasta que se desmenuce fácilmente con la punta de un cuchillo.

3. En una sartén grande, caliente la 1 cucharada de aceite de oliva restante a fuego medio-alto. Agregue la cebolla, el pimiento dulce, el apio y el ajo. Cocine y revuelva durante 5 minutos o hasta que las verduras estén tiernas pero crujientes. Agregue la okra en rodajas (o espárragos si se usa) y los tomates; cocine de 5 a 7 minutos o hasta que la okra esté tierna pero crujiente y los tomates comiencen a partirse. Retirar del fuego y sazonar con tomillo y pimienta negra al gusto. Sirva las verduras con pargo y Rémoulade.

Remoulade: En un procesador de alimentos, presione ½ taza de pimiento rojo picado, ¼ de taza de cebolletas picadas y

2 cucharadas de perejil fresco picado hasta que estén finas. Agregue ¼ de taza de Paleo Mayo (vea receta), ¼ taza de mostaza estilo Dijon (ver receta), 1½ cucharaditas de jugo de limón y ¼ de cucharadita de condimento cajún (ver receta). Pulsa hasta que se combinen. Transfiera a un tazón para servir y refrigere hasta que esté listo para servir. (El remoulade puede prepararse con 1 día de anticipación y enfriarse).

EMPANADAS DE ATÚN AL ESTRAGÓN CON ALIOLI DE AGUACATE Y LIMÓN

DEBERES: 25 minutos de cocción: 6 minutos rinde: 4 porciones FOTO

JUNTO CON EL SALMÓN, EL ATÚN ES UNO DE LOS RAROS TIPOS DE PESCADO QUE SE PUEDEN PICAR FINAMENTE Y FORMAR HAMBURGUESAS. TENGA CUIDADO DE NO PROCESAR EN EXCESO EL ATÚN EN EL PROCESADOR DE ALIMENTOS; PROCESARLO EN EXCESO LO ENDURECE.

- 1 libra de filetes de atún sin piel frescos o congelados
- 1 clara de huevo, ligeramente batida
- ¾ taza de harina de linaza dorada molida
- 1 cucharada de estragón o eneldo fresco cortado en tiras
- 2 cucharadas de cebollino fresco cortado en tiras
- 1 cucharadita de cáscara de limón finamente rallada
- 2 cucharadas de aceite de linaza, aceite de aguacate o aceite de oliva
- 1 aguacate mediano, sin semillas
- 3 cucharadas de Paleo Mayo (ver receta)
- 1 cucharadita de cáscara de limón finamente rallada
- 2 cucharaditas de jugo de limón fresco
- 1 diente de ajo picado
- 4 onzas de espinacas tiernas (alrededor de 4 tazas bien empaquetadas)
- ⅓ taza de vinagreta de ajo asado (ver receta)
- 1 manzana Granny Smith, sin corazón y cortada en trozos del tamaño de una cerilla
- ¼ de taza de nueces tostadas picadas (ver inclinar)

1. Descongele el pescado, si está congelado. Enjuague el pescado; seque con toallas de papel. Corte el pescado en trozos de 1½ pulgada. Coloque el pescado en un procesador de alimentos; procese con legumbres de encendido / apagado hasta que estén finamente picadas.

(Tenga cuidado de no procesar en exceso o endurecerá la hamburguesa). Ponga el pescado a un lado.

2. En un tazón mediano combine la clara de huevo, ¼ de taza de la harina de linaza, el estragón, el cebollino y la cáscara de limón. Agrega el pescado; revuelva suavemente para combinar. Forme la mezcla de pescado en cuatro empanadas de ½ pulgada de grosor.

3. Coloque la ½ taza de harina de linaza restante en un plato poco profundo. Sumerja las hamburguesas en la mezcla de linaza, volteándolas para cubrirlas uniformemente.

4. En una sartén extra grande, caliente el aceite a fuego medio. Cocine las hamburguesas de atún en aceite caliente durante 6 a 8 minutos o hasta que un termómetro de lectura instantánea insertado horizontalmente en las hamburguesas registre 160 ° F, girando una vez a la mitad del tiempo de cocción.

5. Mientras tanto, para el alioli, en un tazón mediano use un tenedor para triturar el aguacate. Agregue Paleo Mayo, cáscara de limón, jugo de limón y ajo. Triturar hasta que esté bien mezclado y casi suave.

6. Coloque las espinacas en un tazón mediano. Rocíe las espinacas con la vinagreta de ajo asado; revuelva para cubrir. Para cada porción, coloque una hamburguesa de atún y un cuarto de las espinacas en un plato para servir. Cubra el atún con un poco de alioli. Cubra las espinacas con la manzana y las nueces. Servir inmediatamente.

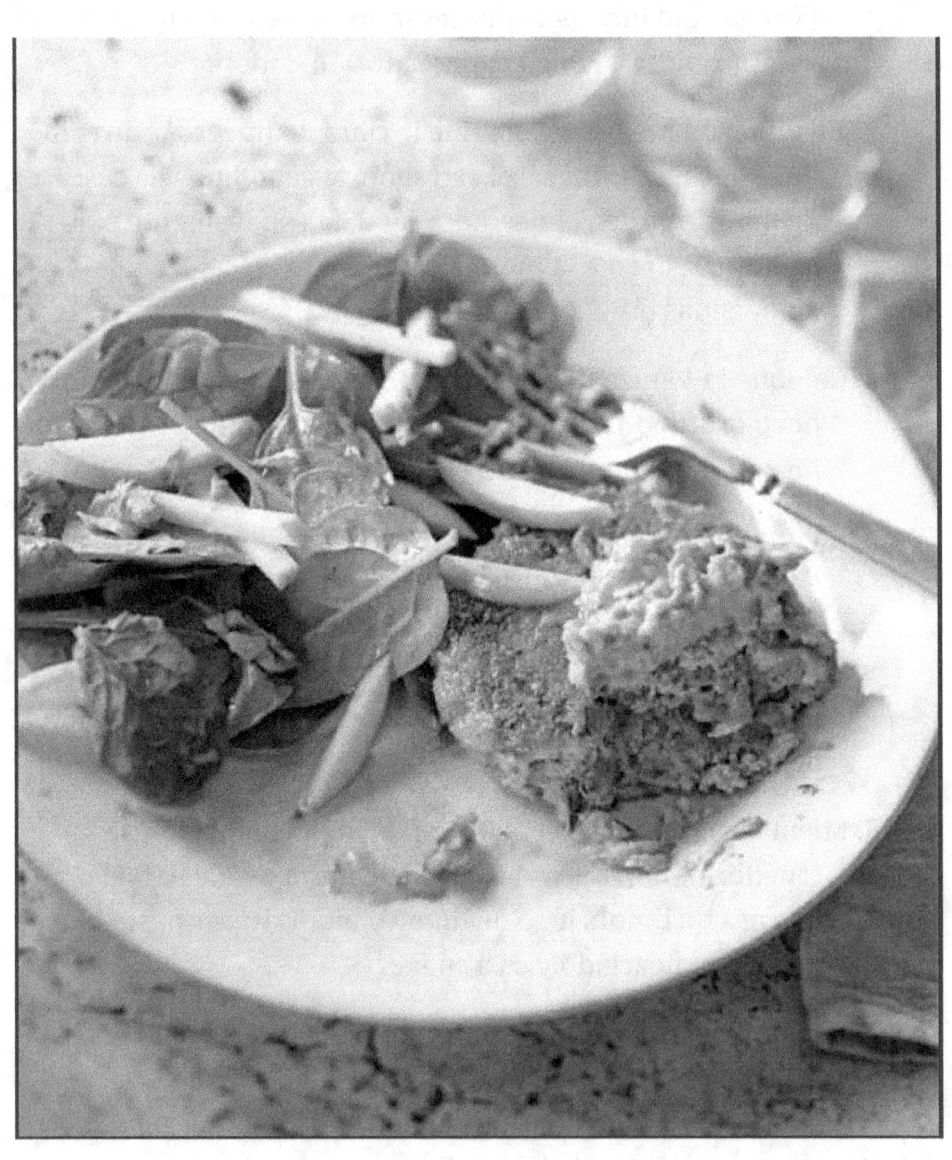

TAGINE DE LUBINA RAYADA

DEBERES: 50 minutos de enfriamiento: 1 a 2 horas de cocción: 22 minutos de horneado: 25 minutos rinde: 4 porciones

UN TAGINE ES EL NOMBRE DE TANTO UN TIPO DE PLATO NORTEAFRICANO (UNA ESPECIE DE ESTOFADO) COMO LA OLLA EN FORMA DE CONO EN LA QUE SE COCINA. SI NO TIENES UNA, UNA SARTÉN CUBIERTA PARA HORNO FUNCIONA BIEN. CHERMOULA ES UNA PASTA ESPESA DE HIERBAS DEL NORTE DE ÁFRICA QUE SE USA CON MAYOR FRECUENCIA COMO ADOBO PARA EL PESCADO. SIRVE ESTE COLORIDO PLATO DE PESCADO CON PURÉ DE CAMOTE O COLIFLOR.

- 4 filetes de lubina o fletán rayado frescos o congelados de 6 onzas, con piel
- 1 manojo de cilantro picado
- 1 cucharadita de cáscara de limón finamente rallada (reservar)
- ¼ taza de jugo de limón fresco
- 4 cucharadas de aceite de oliva
- 5 dientes de ajo picados
- 4 cucharaditas de comino molido
- 2 cucharaditas de pimentón dulce
- 1 cucharadita de cilantro molido
- ¼ de cucharadita de anís molido
- 1 cebolla grande, pelada, cortada por la mitad y en rodajas finas
- 1 lata de 15 onzas de tomates asados al fuego en cubitos sin sal agregada, sin escurrir
- ½ taza de caldo de huesos de pollo (ver receta) o caldo de pollo sin sal agregada
- 1 pimiento amarillo grande, sin semillas y cortado en tiras de ½ pulgada
- 1 pimiento naranja grande, sin semillas y cortado en tiras de ½ pulgada

1. Descongele el pescado, si está congelado. Enjuague el pescado; seque con toallas de papel. Coloque los filetes de

pescado en una fuente para hornear poco profunda que no sea de metal. Ponga el pescado a un lado.

2. Para la chermoula, en una licuadora o procesador de alimentos pequeño combine el cilantro, el jugo de limón, 2 cucharadas de aceite de oliva, 4 dientes de ajo picado, el comino, el pimentón, el cilantro y el anís. Cubra y procese hasta que quede suave.

3. Coloque la mitad de la chermoula sobre el pescado, volteándolo para cubrir ambos lados. Cubra y refrigere de 1 a 2 horas. Cubre la chermoula restante; déjelo reposar a temperatura ambiente hasta que lo necesite.

4. Precaliente el horno a 325 ° F. En una sartén grande para horno, caliente las 2 cucharadas de aceite restantes a fuego medio-alto. Agrega la cebolla; cocine y revuelva durante 4 a 5 minutos o hasta que estén tiernos. Incorpora el 1 diente de ajo picado restante; cocine y revuelva por 1 minuto. Agregue la chermoula reservada, los tomates, el caldo de hueso de pollo, las tiras de pimiento dulce y la cáscara de limón. Llevar a ebullición; reducir el calor. Cocine a fuego lento, sin tapar, durante 15 minutos. Si lo desea, transfiera la mezcla al tagine; cubra con pescado y cualquier chermoula restante del plato. Cubrir; hornee por 25 minutos. Servir inmediatamente.

BOUILLABAISSE DE MARISCOS

DE PRINCIPIO A FIN: 1¾ HORAS RINDE: 4 PORCIONES

COMO EL CIOPPINO ITALIANO, ESTE GUISO DE MARISCO FRANCÉSDE PESCADO Y MARISCO PARECE REPRESENTAR UNA MUESTRA DE LA PESCA DEL DÍA TIRADA EN UNA OLLA CON AJO, CEBOLLAS, TOMATES Y VINO. EL SABOR DISTINTIVO DE LA BULLABESA, SIN EMBARGO, ES LA COMBINACIÓN DE SABORES DE AZAFRÁN, HINOJO Y RALLADURA DE NARANJA.

- 1 libra de filete de fletán sin piel fresco o congelado, cortado en trozos de 1 pulgada
- 4 cucharadas de aceite de oliva
- 2 tazas de cebollas picadas
- 4 dientes de ajo machacados
- 1 cabeza de hinojo, sin corazón y picado
- 6 tomates roma, picados
- ¾ taza de caldo de huesos de pollo (ver <u>receta</u>) o caldo de pollo sin sal agregada
- ¼ taza de vino blanco seco
- 1 taza de cebolla finamente picada
- 1 cabeza de hinojo, sin corazón y finamente picado
- 6 dientes de ajo picados
- 1 naranja
- 3 tomates roma, finamente picados
- 4 hebras de azafrán
- 1 cucharada de orégano fresco cortado en tiras
- 1 libra de almejas, fregadas y enjuagadas
- 1 libra de mejillones, sin barba, lavados y enjuagados (ver <u>inclinar</u>)
- Orégano fresco cortado (opcional)

1. Descongele el fletán, si está congelado. Enjuague el pescado; seque con toallas de papel. Ponga el pescado a un lado.

2. En una olla de 6 a 8 cuartos de galón, caliente 2 cucharadas de aceite de oliva a fuego medio. Agregue 2 tazas de

cebollas picadas, 1 cabeza de hinojo picado y 4 dientes de ajo machacados a la olla. Cocine de 7 a 9 minutos o hasta que la cebolla esté tierna, revolviendo ocasionalmente. Agrega 6 tomates picados y 1 cabeza de hinojo picado; cocine por 4 minutos más. Agrega el caldo de huesos de pollo y el vino blanco a la olla; cocine a fuego lento durante 5 minutos; enfriar un poco. Transfiera la mezcla de vegetales a una licuadora o procesador de alimentos. Cubra y mezcle o procese hasta que quede suave; dejar de lado.

3. En el mismo horno holandés, caliente la 1 cucharada de aceite de oliva restante a fuego medio. Agregue 1 taza de cebolla finamente picada, 1 cabeza de hinojo finamente picado y 6 dientes de ajo picados. Cocine a fuego medio de 5 a 7 minutos o hasta que estén casi tiernos, revolviendo con frecuencia.

4. Utilice un pelador de verduras para quitar la ralladura de la naranja en tiras anchas; dejar de lado. Agregue la mezcla de vegetales en puré, 3 tomates picados, azafrán, orégano y tiras de ralladura de naranja al horno holandés. Llevar a ebullición; reduzca el fuego para mantener la cocción a fuego lento. Agregue las almejas, los mejillones y el pescado; revuelva suavemente para cubrir el pescado con la salsa. Ajuste el calor según sea necesario para mantener un hervor lento. Tape y cocine a fuego lento durante 3 a 5 minutos hasta que los mejillones y las almejas se hayan abierto y el pescado comience a descascararse cuando se pruebe con un tenedor. Sirva en tazones poco profundos. Si lo desea, espolvoree con orégano adicional.

CEVICHE CLÁSICO DE CAMARONES

DEBERES: 20 minutos de cocción: 2 minutos de enfriamiento: 1 hora de reposo: 30 minutos rinde: 3 a 4 porciones

ESTE PLATO LATINOAMERICANO ES UNA EXPLOSIÓNDE SABORES Y TEXTURAS. PEPINO Y APIO CRUJIENTES, AGUACATE CREMOSO, JALAPEÑOS PICANTES Y PICANTES Y CAMARONES DULCES Y DELICADOS SE ENTREMEZCLAN EN JUGO DE LIMÓN Y ACEITE DE OLIVA. EN EL CEVICHE TRADICIONAL, EL ÁCIDO DEL JUGO DE LIMA "COCINA" LOS CAMARONES, PERO UN CHAPUZÓN RÁPIDO EN AGUA HIRVIENDO NO DEJA NADA AL AZAR Y NO DAÑA EL SABOR NI LA TEXTURA DE LOS CAMARONES.

- 1 libra de camarones medianos frescos o congelados, pelados y desvenados, sin cola
- ½ de pepino, pelado, sin semillas y picado
- 1 taza de apio picado
- ½ de cebolla morada pequeña, picada
- 1 a 2 jalapeños, sin semillas y picados (ver <u>inclinar</u>)
- ½ taza de jugo de limón verde fresco
- 2 tomates roma, cortados en cubitos
- 1 aguacate, cortado por la mitad, sin semillas, pelado y cortado en cubitos
- ¼ taza de cilantro fresco cortado en tiras
- 3 cucharadas de aceite de oliva
- ½ cucharadita de pimienta negra

1. Descongele los camarones, si están congelados. Pelar y desvenar los camarones; quitar las colas. Enjuague los camarones; seque con toallas de papel.

2. Llene una cacerola grande hasta la mitad con agua. Llevar a ebullición. Agregue los camarones al agua hirviendo. Cocine, sin tapar, de 1 a 2 minutos o hasta que los

camarones se vuelvan opacos; drenar. Pon los camarones en agua fría y escúrrelos nuevamente. Corta los camarones en dados.

3. En un tazón extra grande no reactivo combine los camarones, el pepino, el apio, la cebolla, los jalapeños y el jugo de lima. Cubra y refrigere por 1 hora, revolviendo una o dos veces.

4. Agregue los tomates, el aguacate, el cilantro, el aceite de oliva y la pimienta negra. Tape y deje reposar a temperatura ambiente durante 30 minutos. Revuelva suavemente antes de servir.

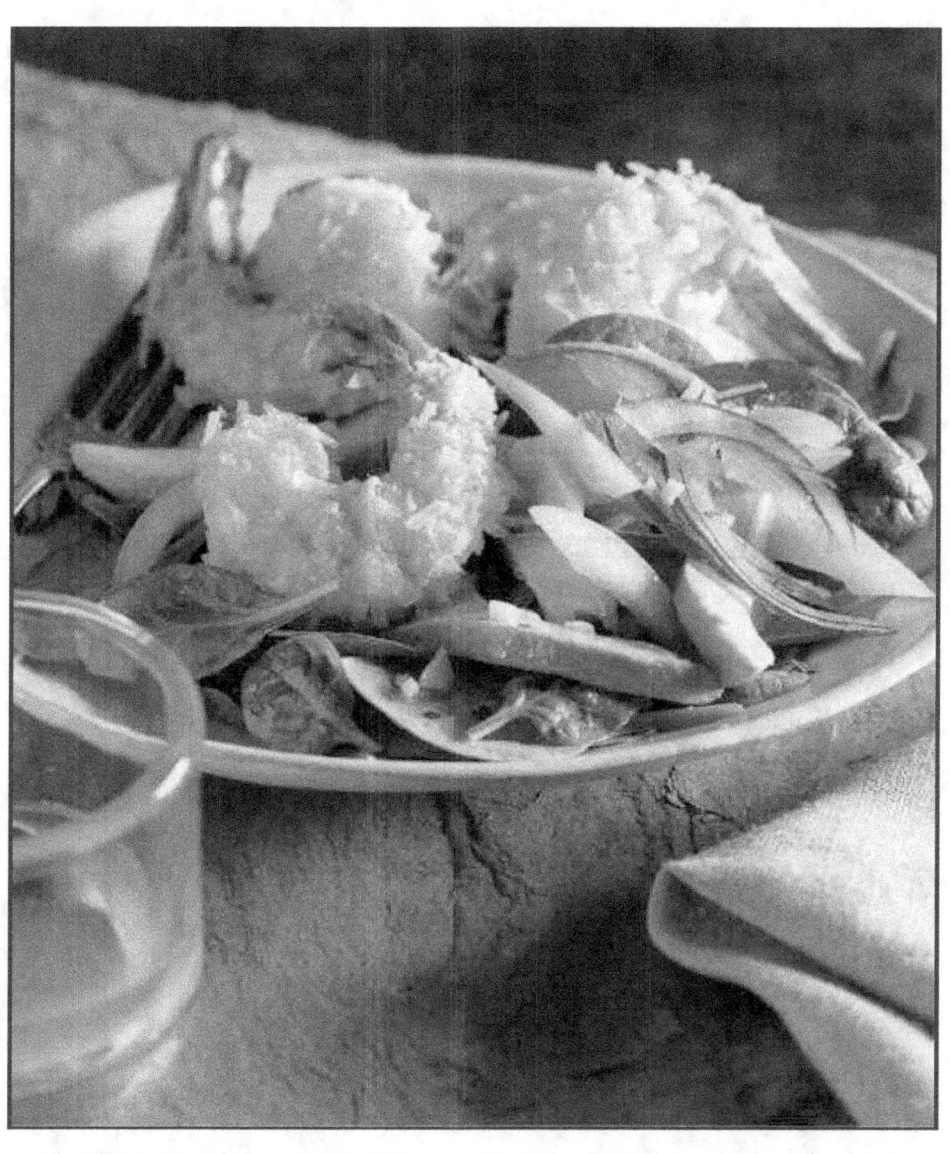

ENSALADA DE ESPINACAS Y CAMARONES CON COSTRA DE COCO

DEBERES: 25 minutos de horneado: 8 minutos rinde: 4 porciones FOTO

LATAS DE ACEITE DE OLIVA EN AEROSOL PRODUCIDAS COMERCIALMENTEPUEDE CONTENER ALCOHOL DE GRANO, LECITINA Y PROPULSOR; NO ES UNA COMBINACIÓN EXCELENTE CUANDO INTENTA COMER ALIMENTOS PUROS Y REALES Y EVITA LOS CEREALES, LAS GRASAS NO SALUDABLES, LAS LEGUMBRES Y LOS PRODUCTOS LÁCTEOS. UN ATOMIZADOR DE ACEITE USA SOLO AIRE PARA PROPULSAR EL ACEITE EN UN ROCÍO FINO, PERFECTO PARA CUBRIR LIGERAMENTE LOS CAMARONES CON COSTRA DE COCO ANTES DE HORNEARLOS.

1½ libras de camarones extragrandes frescos o congelados en concha

Atomizador Misto relleno de aceite de oliva virgen extra

2 huevos

¾ taza de coco en hojuelas o rallado sin azúcar

¾ taza de harina de almendras

½ taza de aceite de aguacate o aceite de oliva

3 cucharadas de jugo de limón fresco

2 cucharadas de jugo de lima fresco

2 dientes de ajo pequeños, picados

⅛ a ¼ de cucharadita de pimiento rojo triturado

8 tazas de espinacas tiernas frescas

1 aguacate mediano, cortado por la mitad, sin semillas, pelado y en rodajas finas

1 pimiento dulce pequeño de color naranja o amarillo, cortado en tiras finas del tamaño de un bocado

½ taza de cebolla morada picada

1. Descongele los camarones, si están congelados. Pelar y quitar las venas de los camarones, dejando las colas intactas. Enjuague los camarones; seque con toallas de

papel. Precaliente el horno a 450 ° F. Cubra una bandeja para hornear grande con papel de aluminio; cubra ligeramente el papel de aluminio con aceite rociado de la botella de Misto; dejar de lado.

2. En un plato llano, bata los huevos con un tenedor. En otro plato poco profundo combine la harina de coco y almendras. Sumerja los camarones en los huevos, volteándolos para cubrirlos. Sumerja en la mezcla de coco, presionando para cubrir (deje las colas sin cubrir). Coloque los camarones en una sola capa en la bandeja para hornear preparada. Cubra la parte superior de los camarones con aceite rociado de la botella Misto.

3. Hornee durante 8 a 10 minutos o hasta que los camarones estén opacos y la capa esté ligeramente dorada.

4. Mientras tanto, para aderezar, en un frasco pequeño con tapa de rosca combine el aceite de aguacate, el jugo de limón, el jugo de lima, el ajo y el pimiento rojo triturado. Cubra y agite bien.

5. Para las ensaladas, divida las espinacas en cuatro platos para servir. Cubra con aguacate, pimiento dulce, cebolla morada y los camarones. Rocíe con aderezo y sirva inmediatamente.

CEVICHE TROPICAL DE CAMARONES Y VIEIRAS

DEBERES: 20 minutos marinado: 30 a 60 minutos rinde: 4 a 6 porciones

EL CEVICHE FRESCO Y LIGERO ES UNA EXCELENTE COMIDAPARA UNA CALUROSA NOCHE DE VERANO. CON MELÓN, MANGO, CHILES SERRANOS, HINOJO Y ADEREZO DE MANGO Y LIMA (VER<u>RECETA</u>), ESTA ES UNA VERSIÓN DULCE DEL ORIGINAL.

1 libra de vieiras frescas o congeladas
1 libra de camarones grandes frescos o congelados
2 tazas de melón dulce en cubos
2 mangos medianos, sin hueso, pelados y picados (aproximadamente 2 tazas)
1 cabeza de hinojo, cortado, en cuartos, sin corazón y en rodajas finas
1 pimiento rojo mediano, picado (aproximadamente ¾ de taza)
1 a 2 chiles serranos, sin semillas si lo desea y en rodajas finas (ver <u>inclinar</u>)
½ taza de cilantro fresco ligeramente empacado, picado
1 receta de aderezo para ensalada de mango y lima (ver <u>receta</u>)

1. Descongele las vieiras y los camarones, si están congelados. Divida las vieiras por la mitad horizontalmente. Pele, quite las venas y parta los camarones por la mitad horizontalmente. Enjuague las vieiras y los camarones; seque con toallas de papel. Llene una cacerola grande hasta tres cuartos de su capacidad con agua. Llevar a ebullición. Agrega los camarones y las vieiras; cocine de 3 a 4 minutos o hasta que los camarones y las vieiras estén opacos; escurrir y enjuagar con agua fría para que se enfríe rápidamente. Escurrir bien y dejar reposar.

2. En un tazón extra grande combine el melón, los mangos, el hinojo, el pimiento dulce, los chiles serranos y el cilantro.

Agrega el aderezo para ensalada de mango y lima; revuelva suavemente para cubrir. Agregue suavemente los camarones cocidos y las vieiras. Deje marinar en el refrigerador durante 30 a 60 minutos antes de servir.

LANGOSTINOS AL AJILLO CON ESPINACAS MARCHITAS Y RADICCHIO

DEBERES: 15 minutos de cocción: 8 minutos rinde: 3 porciones

"SCAMPI" SE REFIERE A UN PLATO CLÁSICO DE RESTAURANTEDE CAMARONES GRANDES SALTEADOS O ASADOS CON MANTEQUILLA Y MUCHO AJO Y LIMÓN. ESTA VERSIÓN DE ACEITE DE OLIVA PICANTE ESTÁ APROBADA POR PALEO Y SE ENRIQUECE NUTRICIONALMENTE CON UN SALTEADO RÁPIDO DE ACHICORIA Y ESPINACAS.

- 1 libra de camarones grandes frescos o congelados
- 4 cucharadas de aceite de oliva virgen extra
- 6 dientes de ajo picados
- ½ cucharadita de pimienta negra
- ¼ taza de vino blanco seco
- ½ taza de perejil fresco cortado en tiras
- ½ de una cabeza de achicoria, sin corazón y en rodajas finas
- ½ cucharadita de pimiento rojo triturado
- 9 tazas de espinacas tiernas
- Rodajas de limón

1. Descongele los camarones, si están congelados. Pelar y quitar las venas de los camarones, dejando las colas intactas. En una sartén grande calienta 2 cucharadas de aceite de oliva a fuego medio-alto. Agregue los camarones, 4 dientes de ajo picados y pimienta negra. Cocine y revuelva unos 3 minutos o hasta que los camarones estén opacos. Transfiera la mezcla de camarones a un tazón.

2. Agregue vino blanco a la sartén. Cocine, revolviendo para aflojar a cualquier ajo dorado del fondo de la sartén.

Vierta el vino sobre los camarones; revuelva para combinar. Agrega el perejil. Cubra sin apretar con papel de aluminio para mantener el calor; dejar de lado.

3. Agregue las 2 cucharadas restantes de aceite de oliva, los 2 dientes de ajo picados restantes, la achicoria y el pimiento rojo triturado a la sartén. Cocine y revuelva a fuego medio durante 3 minutos o hasta que la achicoria comience a marchitarse. Incorpora con cuidado las espinacas; cocine y revuelva durante 1 a 2 minutos más o hasta que las espinacas se ablanden.

4. Para servir, divida la mezcla de espinacas en tres platos para servir; cubra con la mezcla de camarones. Sirva con rodajas de limón para exprimir sobre camarones y verduras.

ENSALADA DE CANGREJO CON AGUACATE, POMELO Y JÍCAMA

EMPEZAR A ACABAR: 30 minutos rinde: 4 porciones

LA CARNE DE CANGREJO GIGANTE O DE ALETA DORSAL ES LA MEJORPARA ESTA ENSALADA. LA CARNE DE CANGREJO EN TROZOS GRANDES SE COMPONE DE TROZOS GRANDES QUE FUNCIONAN BIEN EN ENSALADAS. BACKFIN ES UNA MEZCLA DE TROZOS ROTOS DE CARNE DE CANGREJO EN TROZOS GIGANTES Y TROZOS MÁS PEQUEÑOS DE CARNE DE CANGREJO DEL CUERPO DEL CANGREJO. AUNQUE ES MÁS PEQUEÑO QUE EL CANGREJO GIGANTE, EL BACKFIN FUNCIONA BIEN. LO MEJOR ES FRESCO, POR SUPUESTO, PERO EL CANGREJO CONGELADO DESCONGELADO ES UNA BUENA OPCIÓN.

6 tazas de espinacas tiernas
½ de jícama mediana, pelada y cortada en juliana *
2 toronjas rosadas o rojo rubí, peladas, sin semillas y seccionadas **
2 aguacates pequeños, cortados por la mitad
1 libra de trozos grandes o carne de cangrejo backfin
Aderezo de albahaca y toronja (ver receta, a la derecha)

1. Divida las espinacas en cuatro platos para servir. Cubra con jícama, secciones de toronja y cualquier jugo, aguacates y carne de cangrejo acumulados. Rocíe con aderezo de albahaca y toronja.

Aderezo de albahaca y toronja: En un frasco con tapa de rosca, combine ⅓ taza de aceite de oliva extra virgen; ¼ de taza de jugo de toronja fresco; 2 cucharadas de jugo de naranja fresco; ½ de chalota pequeña, picada; 2 cucharadas de albahaca fresca finamente cortada; ¼ de cucharadita de pimiento rojo triturado; y ¼ de cucharadita de pimienta negra. Cubra y agite bien.

* Consejo: Un pelador en juliana hace un trabajo rápido al cortar la jícama en tiras finas.

** Consejo: Para seccionar la toronja, corte una rebanada del extremo del tallo y del fondo de la fruta. Colóquelo en posición vertical sobre una superficie de trabajo. Corta la fruta en secciones de arriba a abajo, siguiendo la forma redondeada de la fruta, para quitarle la piel en tiras. Sostenga la fruta sobre un tazón y, con un cuchillo de cocina, corte al centro de la fruta a los lados de cada segmento para liberarla de la médula. Coloque los gajos en un tazón con los jugos acumulados. Deseche la médula.

HERVIDO DE COLA DE LANGOSTA CAJÚN CON ALIOLI DE ESTRAGÓN

DEBERES: 20 minutos de cocción: 30 minutos rinde: 4 porciones FOTO

PARA UNA CENA ROMÁNTICA PARA DOS, ESTA RECETA SE CORTA FÁCILMENTE POR LA MITAD. USE UNAS TIJERAS DE COCINA MUY AFILADAS PARA CORTAR LA CÁSCARA DE LAS COLAS DE LANGOSTA Y OBTENER LA CARNE DE RICO SABOR.

- 2 recetas de condimento cajún (ver receta)
- 12 dientes de ajo, pelados y cortados por la mitad
- 2 limones, cortados por la mitad
- 2 zanahorias grandes, peladas
- 2 tallos de apio pelados
- 2 bulbos de hinojo, cortados en rodajas finas
- 1 libra de champiñones enteros
- 4 colas de langosta de Maine de 7 a 8 onzas
- 4 brochetas de bambú de 8 pulgadas
- ½ taza Paleo Aïoli (Mayo con ajo) (ver receta)
- ¼ taza de mostaza estilo Dijon (ver receta)
- 2 cucharadas de estragón o perejil fresco cortado en tiras

1. En una olla de 8 cuartos, combine 6 tazas de agua, condimento cajún, ajo y limones. Llevar a ebullición; hervir durante 5 minutos. Reduzca el fuego para mantener el líquido a fuego lento.

2. Cortar las zanahorias y el apio transversalmente en cuatro trozos. Agregue zanahorias, apio e hinojo al líquido. Tape y cocine por 10 minutos. Agrega los champiñones; tape y cocine por 5 minutos. Con una espumadera, transfiera las verduras a un tazón para servir; mantener caliente.

3. Comenzando desde el extremo del cuerpo de cada cola de langosta, deslice una brocheta entre la carne y el caparazón, pasando casi hasta el final. (Esto evitará que la cola se doble mientras se cocina). Reduzca el fuego. Cocine las colas de langosta en el líquido que apenas hierve a fuego lento en una olla durante 8 a 12 minutos o hasta que las conchas se pongan de color rojo brillante y la carne esté tierna al pincharla con un tenedor. Retire la langosta del líquido de cocción. Use un paño de cocina para sujetar las colas de langosta y retire y deseche las brochetas.

4. En un tazón pequeño, mezcle el Paleo Alioli, la Mostaza estilo Dijon y el estragón. Sirve con la langosta y las verduras.

MEJILLONES FRITOS CON ALIOLI DE AZAFRÁN

DE PRINCIPIO A FIN: 1¼ HORAS RINDE: 4 PORCIONES

ESTA ES UNA VERSIÓN PALEO DEL CLÁSICO FRANCÉS DE MEJILLONES AL VAPOR EN VINO BLANCO Y HIERBAS Y ACOMPAÑADOS DE FINAS Y CRUJIENTES PATATAS FRITAS A BASE DE PATATAS BLANCAS. DESECHE LOS MEJILLONES QUE NO SE CIERREN ANTES DE COCINARSE Y LOS MEJILLONES QUE NO SE ABRAN DESPUÉS DE COCINARLOS.

FRITES DE CHIRIVÍA
- 1½ libras de chirivías, peladas y cortadas en juliana de 3 × ¼ de pulgada
- 3 cucharadas de aceite de oliva
- 2 dientes de ajo picados
- ¼ de cucharadita de pimienta negra
- ⅛ cucharadita de pimienta de cayena

ALIOLI DE AZAFRÁN
- ⅓ taza de Paleo Alioli (mayonesa de ajo) (ver receta)
- ⅛ cucharadita de hebras de azafrán, machacadas suavemente

MEJILLONES
- 4 cucharadas de aceite de oliva
- ½ taza de chalotas finamente picadas
- 6 dientes de ajo picados
- ¼ de cucharadita de pimienta negra
- 3 tazas de vino blanco seco
- 3 ramitas grandes de perejil de hoja plana
- 4 libras de mejillones, limpios y descortezados *
- ¼ de taza de perejil italiano fresco (de hoja plana) picado
- 2 cucharadas de estragón fresco cortado en tiras (opcional)

1. Para las patatas fritas de chirivía, precaliente el horno a 450 ° F. Remoje las chirivías cortadas en suficiente agua fría para cubrirlas en el refrigerador durante 30 minutos; escurrir y secar con toallas de papel.

2. Cubra una bandeja para hornear grande con papel pergamino. Coloque las chirivías en un tazón extra grande. En un tazón pequeño, combine 3 cucharadas de aceite de oliva, 2 dientes de ajo picado, ¼ de cucharadita de pimienta negra y pimienta de cayena; rocíe las chirivías y revuelva para cubrir. Coloque las chirivías en una capa uniforme sobre la bandeja para hornear preparada. Hornee por 30 a 35 minutos o tierno y comience a dorarse, revolviendo ocasionalmente.

3. Para el alioli, en un tazón pequeño mezcle el alioli Paleo y el azafrán. Cubra y refrigere hasta el momento de servir.

4. Mientras tanto, en una olla de 6 a 8 cuartos de galón o en un horno holandés, caliente las 4 cucharadas de aceite de oliva a fuego medio. Agregue las chalotas, 6 dientes de ajo y ¼ de cucharadita de pimienta negra; cocine unos 2 minutos o hasta que estén blandas y marchitas, revolviendo con frecuencia.

5. Agregue las ramitas de vino y perejil a la olla; llevar a ebullición. Agregue los mejillones, revolviendo unas cuantas veces. Cubra bien y cocine al vapor durante 3 a 5 minutos o hasta que las cáscaras se abran, revolviendo suavemente dos veces. Deseche los mejillones que no se abran.

6. Con una espumadera grande, transfiera los mejillones a platos de sopa poco profundos. Retire y deseche las ramitas de perejil del líquido de cocción; Cucharón de líquido de cocción sobre los mejillones. Espolvoree con perejil picado y, si lo desea, estragón. Sirva inmediatamente con patatas fritas de chirivía y alioli de azafrán.

* Consejo: Cocine los mejillones el mismo día que los compra. Si usa mejillones recolectados en la naturaleza, sumérjalos en un recipiente con agua fría durante 20 minutos para ayudar a eliminar la arena y la arena. (Esto no es necesario para los mejillones criados en granjas). Con un cepillo rígido, frote los mejillones, uno a la vez, con agua corriente fría. Debeard de mejillones unos 10 a 15 minutos antes de cocinarlos. La barba es el pequeño grupo de fibras que emergen del caparazón. Para quitarse las barbas, tome la cuerda entre el pulgar y el índice y jale hacia la bisagra. (Este método no matará el mejillón). También puede usar alicates o pinzas para pescar. Asegúrese de que la cáscara de cada mejillón esté bien cerrada. Si hay conchas abiertas, golpéalas suavemente sobre la encimera. Deseche los mejillones que no se cierren en unos minutos. Deseche los mejillones que tengan la cáscara agrietada o dañada.

VIEIRAS CHAMUSCADAS CON SALSA DE REMOLACHA

EMPEZAR A ACABAR: 30 minutos rinde: 4 porciones <u>FOTO</u>

POR UNA HERMOSA CORTEZA DORADA, ASEGÚRESE DE QUE LA SUPERFICIE DE LAS VIEIRAS ESTÉ REALMENTE SECA, Y QUE LA SARTÉN ESTÉ BIEN CALIENTE, ANTES DE AGREGARLAS A LA SARTÉN. ADEMÁS, DEJE QUE LAS VIEIRAS SE DOREN SIN MOLESTARLAS DURANTE 2 A 3 MINUTOS, REVISANDO CUIDADOSAMENTE ANTES DE DARLES LA VUELTA.

1 libra de vieiras frescas o congeladas, secas con toallas de papel
3 remolachas rojas medianas, peladas y cortadas en trozos
½ de manzana Granny Smith, pelada y picada
2 jalapeños, sin tallos, sin semillas y picados (ver <u>inclinar</u>)
¼ taza de cilantro fresco picado
2 cucharadas de cebolla morada finamente picada
4 cucharadas de aceite de oliva
2 cucharadas de jugo de lima fresco
pimienta blanca

1. Descongele las vieiras, si están congeladas.

2. Para el aderezo de remolacha, en un tazón mediano combine la remolacha, la manzana, los jalapeños, el cilantro, la cebolla, 2 cucharadas de aceite de oliva y el jugo de lima. Mezclar bien. Reserva mientras preparas vieiras.

3. Enjuague las vieiras; seque con toallas de papel. En una sartén grande, caliente las 2 cucharadas de aceite de oliva restantes a fuego medio-alto. Agrega vieiras; sofría de 4 a 6 minutos o hasta que estén doradas por fuera y apenas

opacas. Espolvoree las vieiras ligeramente con pimienta blanca.

4. Para servir, divida la salsa de remolacha en partes iguales entre los platos para servir; cubra con vieiras. Servir inmediatamente.

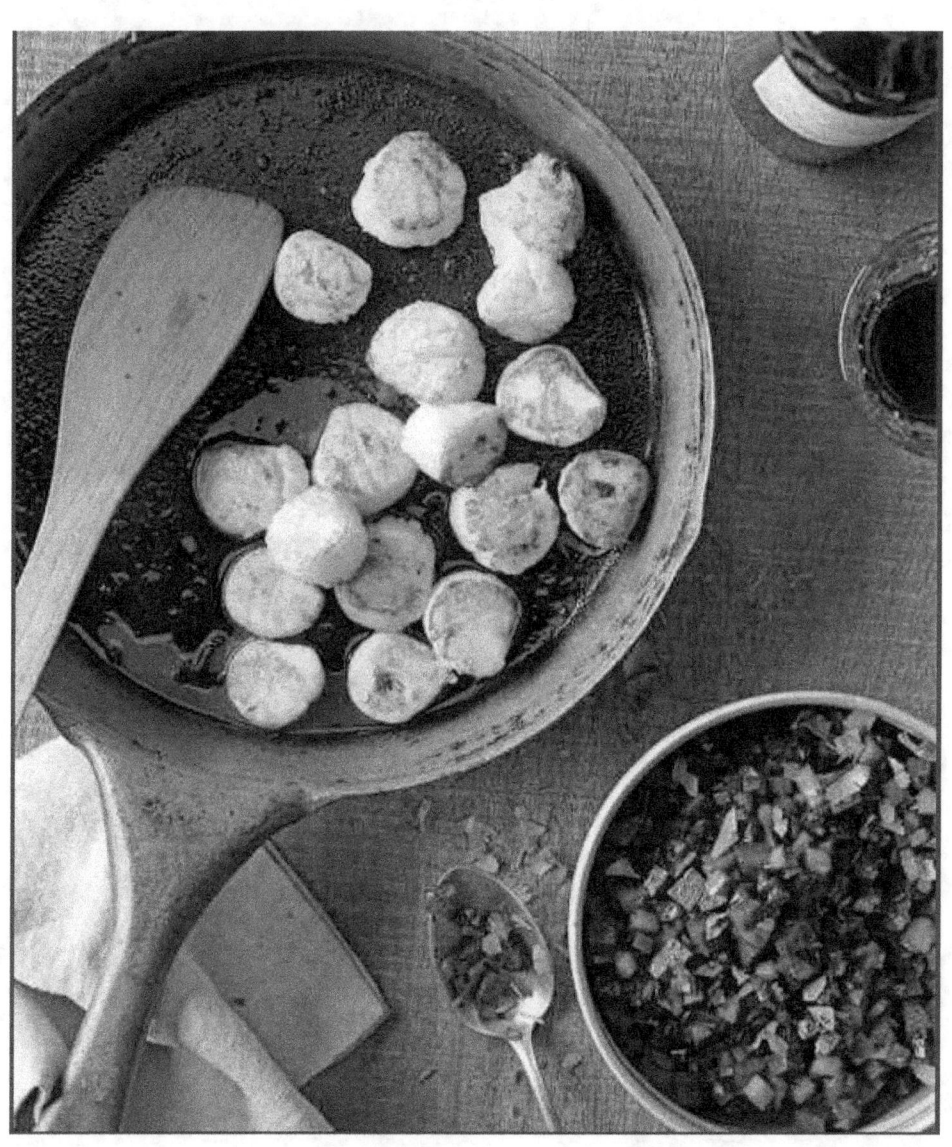

VIEIRAS A LA PARRILLA CON SALSA DE PEPINO Y ENELDO

DEBERES: 35 minutos de frío: 1 a 24 horas grill: 9 minutos rinde: 4 porciones

AQUÍ HAY UN CONSEJO PARA OBTENER LOS AGUACATES MÁS PERFECTOS: CÓMPRELOS CUANDO ESTÉN DE COLOR VERDE BRILLANTE Y DUROS, LUEGO DÉJELOS MADURAR EN LA ENCIMERA DURANTE UNOS DÍAS, HASTA QUE CEDAN UN POCO CUANDO LOS PRESIONA LIGERAMENTE CON LOS DEDOS. CUANDO ESTÁN DUROS E INMADUROS, NO SE MAGULLARÁN DURANTE EL TRÁNSITO DESDE EL MERCADO.

- 12 o 16 vieiras frescas o congeladas (de 1¼ a 1¾ libras en total)
- ¼ taza de aceite de oliva
- 4 dientes de ajo picados
- 1 cucharadita de pimienta negra recién molida
- 2 calabacines medianos, cortados y cortados por la mitad a lo largo
- ½ de un pepino mediano, cortado por la mitad a lo largo y en rodajas finas transversalmente
- 1 aguacate mediano, cortado por la mitad, sin semillas, pelado y picado
- 1 tomate mediano, sin corazón, sin semillas y picado
- 2 cucharaditas de menta fresca cortada
- 1 cucharadita de eneldo fresco cortado en tiras

1. Descongele las vieiras, si están congeladas. Enjuague las vieiras con agua fría; seque con toallas de papel. En un tazón grande combine 3 cucharadas de aceite, el ajo y ¾ de cucharadita de pimienta. Agrega vieiras; revuelva suavemente para cubrir. Cubra y enfríe durante al menos 1 hora o hasta 24 horas, revolviendo suavemente de vez en cuando.

2. Unte las mitades de calabacín con la cucharada de aceite restante; espolvoree uniformemente con ¼ de cucharadita de pimienta restante.

3. Escurra las vieiras, desechando la marinada. Pase dos brochetas de 10 a 12 pulgadas a través de cada vieira, usando 3 o 4 vieiras por cada par de brochetas y dejando un espacio de ½ pulgada entre las vieiras. * (Enhebrar las vieiras en dos brochetas ayuda a mantenerlas estables al asar y girar.)

4. Para una parrilla de carbón o gas, coloque las brochetas de vieiras y las mitades de calabacín en la parrilla directamente a fuego medio. ** Cubra y cocine hasta que las vieiras estén opacas y los calabacines estén tiernos, dando vuelta a la mitad de la parrilla. Deje pasar de 6 a 8 minutos para las vieiras y de 9 a 11 minutos para los calabacines.

5. Mientras tanto, para la salsa, en un tazón mediano combine el pepino, el aguacate, el tomate, la menta y el eneldo. Mezcle suavemente para combinar. Coloque 1 brocheta de vieira en cada uno de los cuatro platos para servir. Corte diagonalmente las mitades de calabacín transversalmente por la mitad y agréguelas a los platos con vieiras. Vierta la mezcla de pepino uniformemente sobre las vieiras.

* Consejo: si usa brochetas de madera, sumérjalas en agua suficiente para cubrirlas durante 30 minutos antes de usarlas.

** Para asar: Prepare como se indica en el Paso 3. Coloque las brochetas de vieiras y las mitades de calabacín en la rejilla sin calentar de una asadera. Ase a 4 a 5 pulgadas del fuego hasta que las vieiras estén opacas y el calabacín esté tierno, volteando una vez a la mitad de la cocción. Deje pasar de 6 a 8 minutos para las vieiras y de 10 a 12 minutos para los calabacines.

VIEIRAS A LA PLANCHA CON TOMATE, ACEITE DE OLIVA Y SALSA DE HIERBAS

DEBERES: 20 minutos de cocción: 4 minutos rinde: 4 porciones

LA SALSA ES CASI COMO UNA VINAGRETA TIBIA. EL ACEITE DE OLIVA, EL TOMATE FRESCO PICADO, EL JUGO DE LIMÓN Y LAS HIERBAS SE COMBINAN Y SE CALIENTAN MUY SUAVEMENTE, LO SUFICIENTE PARA FUSIONAR LOS SABORES, Y LUEGO SE SIRVEN CON LAS VIEIRAS CHAMUSCADAS Y UNA CRUJIENTE ENSALADA DE GERMINADOS DE GIRASOL.

VIEIRAS Y SALSA

1 a 1½ libras de vieiras grandes, frescas o congeladas (alrededor de 12)

2 tomates roma grandes, pelados, * sin semillas y picados

½ taza de aceite de oliva

2 cucharadas de jugo de limón fresco

2 cucharadas de albahaca fresca cortada

1 a 2 cucharaditas de cebollino finamente picado

1 cucharada de aceite de oliva

ENSALADA

4 tazas de brotes de girasol

1 limón cortado en gajos

Aceite de oliva virgen extra

1. Descongele las vieiras, si están congeladas. Enjuague las vieiras; seque. Dejar de lado.

2. Para la salsa, en una cacerola pequeña combine los tomates, ½ taza de aceite de oliva, el jugo de limón, la albahaca y las cebolletas; dejar de lado.

3. En una sartén grande, caliente 1 cucharada de aceite de oliva a fuego medio-alto. Agrega vieiras; cocine de 4 a 5 minutos o hasta que esté dorado y opaco, volteando una vez a la mitad de la cocción.

4. Para la ensalada, coloque los brotes en un tazón para servir. Exprima rodajas de limón sobre los brotes y rocíe con un poco de aceite de oliva. Mezcle para combinar.

5. Caliente la salsa a fuego lento hasta que esté tibia; no hierva. Para servir, vierta un poco de salsa en el centro del plato; cubra con 3 de las vieiras. Sirve con la ensalada de brotes.

* Consejo: para pelar un tomate fácilmente, colóquelo en una olla con agua hirviendo durante 30 segundos a 1 minuto o hasta que la piel comience a partirse. Retire el tomate del agua hirviendo e inmediatamente sumérjalo en un recipiente con agua helada para detener el proceso de cocción. Cuando el tomate esté lo suficientemente frío para manipularlo, quítele la piel.

COLIFLOR ASADA CON COMINO CON HINOJO Y CEBOLLAS PERLADAS

DEBERES: 15 minutos de cocción: 25 minutos rinde: 4 porciones FOTO

HAY ALGO PARTICULARMENTE TENTADOR SOBRE LA COMBINACIÓN DE COLIFLOR ASADA Y EL SABOR TOSTADO Y TERROSO DEL COMINO. ESTE PLATO TIENE EL ELEMENTO ADICIONAL DE DULZURA DE LAS GROSELLAS SECAS. SI LO DESEA, PUEDE AGREGAR UN POCO DE CALOR CON ¼ A ½ CUCHARADITA DE PIMIENTO ROJO TRITURADO JUNTO CON EL COMINO Y LAS GROSELLAS EN EL PASO 2.

- 3 cucharadas de aceite de coco sin refinar
- 1 coliflor de cabeza mediana, cortada en floretes (4 a 5 tazas)
- 2 cabezas de hinojo, picado grueso
- 1½ tazas de cebollas perla congeladas, descongeladas y escurridas
- ¼ de taza de grosellas secas
- 2 cucharaditas de comino molido
- Eneldo fresco cortado (opcional)

1. En una sartén extra grande, caliente el aceite de coco a fuego medio. Agregue la coliflor, el hinojo y las cebollas perladas. Tape y cocine por 15 minutos, revolviendo ocasionalmente.

2. Reduzca el fuego a medio-bajo. Agrega las grosellas y el comino a la sartén; cocine, sin tapar, unos 10 minutos o hasta que la coliflor y el hinojo estén tiernos y dorados. Si lo desea, decore con eneldo.

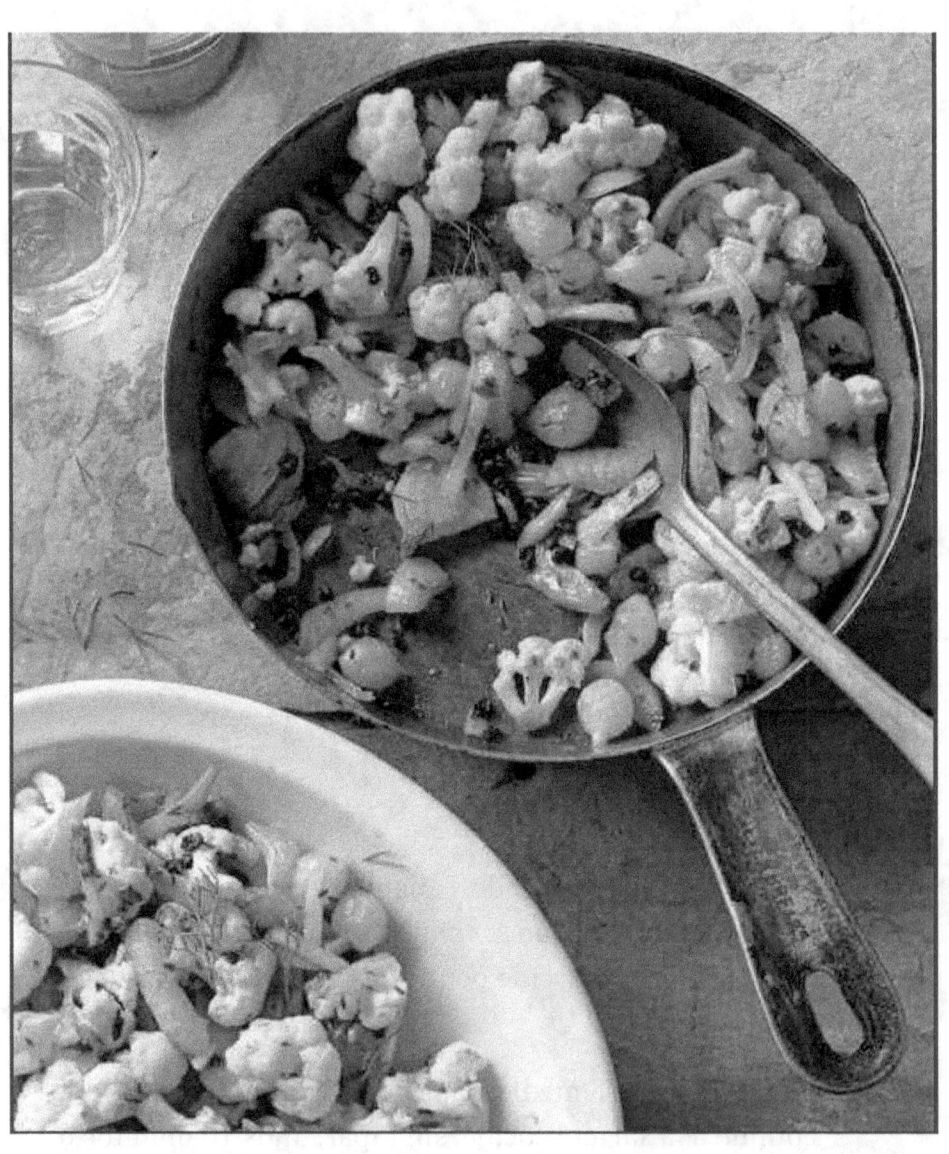

SALSA GRUESA DE TOMATE Y BERENJENA CON CALABAZA ESPAGUETI

DEBERES: 30 minutos hornear: 50 minutos enfriar: 10 minutos cocinar: 10 minutos rinde: 4 porciones

ESTA GUARNICIÓN PICANTE SE VOLTEA FÁCILMENTEEN UN PLATO PRINCIPAL. AGREGUE APROXIMADAMENTE 1 LIBRA DE CARNE MOLIDA COCIDA O BISONTE A LA MEZCLA DE BERENJENA Y TOMATE DESPUÉS DE TRITURARLA LIGERAMENTE CON UN MACHACADOR DE PAPAS.

1 calabaza espagueti de 2 a 2½ libras
2 cucharadas de aceite de oliva
1 taza de berenjena pelada y picada
¾ taza de cebolla picada
1 pimiento rojo pequeño, picado (½ taza)
4 dientes de ajo picados
4 tomates rojos maduros medianos, pelados si lo desea y picados en trozos grandes (aproximadamente 2 tazas)
½ taza de albahaca fresca cortada

1. Precaliente el horno a 375 ° F. Cubra una bandeja para hornear pequeña con papel pergamino. Corte la calabaza espagueti por la mitad en forma transversal. Use una cuchara grande para raspar las semillas y los hilos. Coloque las mitades de calabaza, con los lados cortados hacia abajo, en una bandeja para hornear preparada. Hornee, sin tapar, de 50 a 60 minutos o hasta que la calabaza esté tierna. Dejar enfriar sobre una rejilla unos 10 minutos.

2. Mientras tanto, en una sartén grande caliente el aceite de oliva a fuego medio. Agrega la cebolla, la berenjena y el pimiento; cocine de 5 a 7 minutos o hasta que las verduras estén tiernas, revolviendo ocasionalmente. Agrega el ajo; cocine y revuelva 30 segundos más. Agrega los tomates; cocine de 3 a 5 minutos o hasta que los tomates se ablanden, revolviendo ocasionalmente. Con un machacador de papas, triture la mezcla ligeramente. Agrega la mitad de la albahaca. Tape y cocine por 2 minutos.

3. Utilice un agarrador para ollas o una toalla para sujetar las mitades de calabaza. Use un tenedor para raspar la pulpa de calabaza en un tazón mediano. Divida la calabaza en cuatro platos para servir. Cubra uniformemente con salsa. Espolvorea con la albahaca restante.

CHAMPIÑONES RELLENOS DE PORTOBELLO

DEBERES: 35 minutos de horneado: 20 minutos de cocción: 7 minutos rinde: 4 porciones

PARA CONSEGUIR LOS PORTOBELLOS MÁS FRESCOS, BUSQUE HONGOS QUE AÚN TENGAN SUS TALLOS INTACTOS. LAS BRANQUIAS DEBEN VERSE HÚMEDAS PERO NO MOJADAS O NEGRAS Y DEBEN TENER UNA BUENA SEPARACIÓN ENTRE ELLAS. PARA PREPARAR CUALQUIER TIPO DE CHAMPIÑONES PARA COCINAR, LIMPIE CON UNA TOALLA DE PAPEL LIGERAMENTE HÚMEDA. NUNCA PONGA LOS HONGOS DEBAJO DEL AGUA NI LOS SUMERJA EN AGUA; SON MUY ABSORBENTES Y SE PONDRÁN BLANDOS Y EMPAPADOS DE AGUA.

 4 hongos portobello grandes (aproximadamente 1 libra en total)
 ¼ taza de aceite de oliva
 1 cucharada de condimento ahumado (ver receta)
 2 cucharadas de aceite de oliva
 ½ taza de chalotas picadas
 1 cucharada de ajo picado
 1 libra de acelgas, sin tallos y picadas (aproximadamente 10 tazas)
 2 cucharaditas de condimento mediterráneo (ver receta)
 ½ taza de rábanos picados

1. Precaliente el horno a 400 ° F. Quite los tallos de los champiñones y reserve para el Paso 2. Use la punta de una cuchara para raspar las branquias de las tapas; desechar las branquias. Coloque las tapas de champiñones en una fuente para hornear rectangular de 3 cuartos de galón; unte ambos lados de los champiñones con ¼ de taza de aceite de oliva. Gire las tapas de los hongos de modo que los lados del tallo queden hacia arriba espolvorear con

condimento ahumado. Cubra la fuente para hornear con papel de aluminio. Hornee, tapado, unos 20 minutos o hasta que estén tiernos.

2. Mientras tanto, pique los tallos de los hongos reservados; dejar de lado. Para preparar acelgas, retire las costillas gruesas de las hojas y deséchelas. Picar las hojas de acelga en trozos grandes.

3. En una sartén extra grande, caliente las 2 cucharadas de aceite de oliva a fuego medio. Agregue las chalotas y el ajo; cocine y revuelva por 30 segundos. Agregue los tallos de champiñones picados, las acelgas picadas y el condimento mediterráneo. Cocine, sin tapar, de 6 a 8 minutos o hasta que las acelgas estén tiernas, revolviendo ocasionalmente.

4. Repartir la mezcla de acelgas entre las tapas de los champiñones. Rocíe el líquido restante en la fuente para hornear sobre los champiñones rellenos. Cubra con rábanos picados.

RADICCHIO ASADO

DEBERES: 20 minutos de cocción: 15 minutos rinde: 4 porciones

RADICCHIO SE COME CON MAYOR FRECUENCIA COMO PARTE DE UNA ENSALADA PARA PROPORCIONAR UN AMARGOR AGRADABLE ENTRE LA MEZCLA DE VERDURAS, PERO TAMBIÉN SE PUEDE ASAR O ASAR SOLO. UNA LIGERA AMARGURA ES INHERENTE A LA ACHICORIA, PERO NO QUERRÁS QUE SEA ABRUMADORA. BUSQUE COGOLLOS MÁS PEQUEÑOS CUYAS HOJAS SE VEAN FRESCAS Y CRUJIENTES, NO MARCHITAS. EL EXTREMO CORTADO PUEDE SER UN POCO MARRÓN, PERO DEBE SER MAYORMENTE BLANCO. EN ESTA RECETA, UN CHORRITO DE VINAGRE BALSÁMICO ANTES DE SERVIR AGREGA UN TOQUE DE DULZURA.

2 cabezas grandes achicoria

¼ taza de aceite de oliva

1 cucharadita de condimento mediterráneo (ver receta)

¼ taza de vinagre balsámico

1. Precaliente el horno a 400 ° F. Corta la achicoria en cuartos, dejando parte del núcleo adherido (debes tener 8 cuñas). Cepille los lados cortados de las rodajas de achicoria con aceite de oliva. Coloque las cuñas, con los lados cortados hacia abajo, en una bandeja para hornear; espolvorear con condimento mediterráneo.

2. Ase unos 15 minutos o hasta que la achicoria se marchite, volteando una vez a la mitad del asado. Coloque la achicoria en una fuente para servir. Rocíe vinagre balsámico; servir inmediatamente.

HINOJO ASADO CON VINAGRETA DE NARANJA

DEBERES: 25 minutos de asado: 25 minutos rinde: 4 porciones

GUARDE CUALQUIER VINAGRETA SOBRANTE PARA TIRAR CON VERDURAS PARA ENSALADA, O SÍRVALAS CON CARNE DE CERDO, AVES O PESCADO A LA PARRILLA. GUARDE LA VINAGRETA SOBRANTE EN UN RECIPIENTE BIEN TAPADO EN EL REFRIGERADOR HASTA POR 3 DÍAS.

- 6 cucharadas de aceite de oliva virgen extra, y más para cepillar
- 1 bulbo de hinojo grande, recortado, sin corazón y cortado en gajos (reserve las hojas para decorar si lo desea)
- 1 cebolla morada, cortada en gajos
- ½ de naranja, cortada en rodajas finas
- ½ taza de jugo de naranja
- 2 cucharadas de vinagre de vino blanco o vinagre de champán
- 2 cucharadas de sidra de manzana
- 1 cucharadita de semillas de hinojo molidas
- 1 cucharadita de cáscara de naranja finamente rallada
- ½ cucharadita de mostaza estilo Dijon (ver receta)
- Pimienta negra

1. Precaliente el horno a 425 ° F. Unte una bandeja para hornear grande ligeramente con aceite de oliva. Coloca el hinojo, la cebolla y las rodajas de naranja en la bandeja para hornear; rocíe con 2 cucharadas de aceite de oliva. Mezcle suavemente las verduras para cubrirlas con aceite.

2. Ase las verduras durante 25 a 30 minutos o hasta que las verduras estén tiernas y ligeramente doradas, dándoles la vuelta una vez a la mitad del asado.

3. Mientras tanto, para la vinagreta de naranja, en una licuadora combine el jugo de naranja, el vinagre, la sidra de manzana, las semillas de hinojo, la piel de naranja, la mostaza estilo Dijon y la pimienta al gusto. Con la licuadora en funcionamiento, agregue lentamente las 4 cucharadas restantes de aceite de oliva en un chorro fino. Continúe licuando hasta que la vinagreta espese.

4. Transfiera las verduras a una fuente para servir. Rocíe las verduras con un poco de vinagreta. Si lo desea, decore con las hojas de hinojo reservadas.

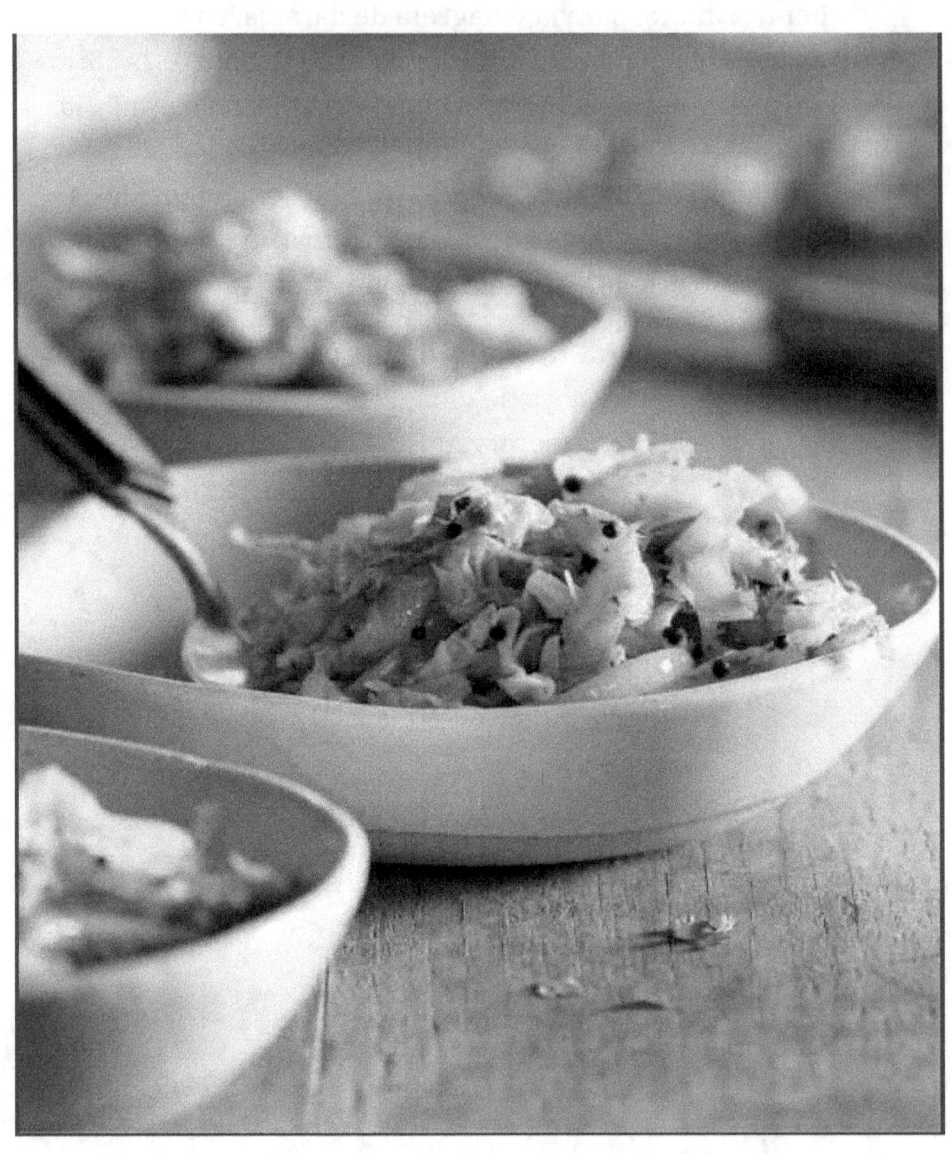

COL DE SABOYA AL ESTILO PUNJABI

DEBERES: 20 minutos de cocción: 25 minutos rinde: 4 porciones FOTO

ES ASOMBROSO LO QUE PASA A UN REPOLLO SIN PRETENSIONES DE SABOR SUAVE CUANDO SE COCINA CON JENGIBRE, AJO, CHILES Y ESPECIAS INDIAS. LAS SEMILLAS DE MOSTAZA, CILANTRO Y COMINO TOSTADAS LE DAN A ESTE PLATO TANTO SABOR COMO CRUJIENTE. TENGA CUIDADO: ¡HACE CALOR! LOS CHILES DE PICO DE PÁJARO SON PEQUEÑOS PERO MUY POTENTES, Y EL PLATO TAMBIÉN INCLUYE JALAPEÑO. SI PREFIERES MENOS PICANTE, SOLO USA EL JALAPEÑO.

- 1 pomo de jengibre fresco de 2 pulgadas, pelado y cortado en rodajas de ⅓ de pulgada
- 5 dientes de ajo
- 1 jalapeño grande, sin tallo, sin semillas y cortado por la mitad (ver inclinar)
- 2 cucharaditas de garam masala sin sal agregada
- 1 cucharadita de cúrcuma molida
- ½ taza de caldo de huesos de pollo (ver receta) o caldo de pollo sin sal agregada
- 3 cucharadas de aceite de coco refinado
- 1 cucharada de semillas de mostaza negra
- 1 cucharadita de semillas de cilantro
- 1 cucharadita de semillas de comino
- 1 chile de pico de pájaro entero (chile de árbol) (ver inclinar)
- 1 rama de canela de 3 pulgadas
- 2 tazas de cebollas amarillas en rodajas finas (aproximadamente 2 medianas)
- 12 tazas de col de col rizada, sin corazón, en rodajas finas (aproximadamente 1½ libras)
- ½ taza de cilantro fresco cortado en tiras (opcional)

1. En un procesador de alimentos o licuadora, combine el jengibre, el ajo, el jalapeño, el garam masala, la cúrcuma y

¼ de taza del caldo de huesos de pollo. Cubra y procese o mezcle hasta que quede suave; dejar de lado.

2. En una sartén extra grande combine el aceite de coco, las semillas de mostaza, las semillas de cilantro, las semillas de comino, el chile y la ramita de canela. Cocine a fuego medio-alto, agitando la sartén con frecuencia, durante 2 a 3 minutos o hasta que la rama de canela se despliegue (tenga cuidado, las semillas de mostaza revientan y salpican mientras se cocinan). Agregue las cebollas; cocine y revuelva durante 5 a 6 minutos o hasta que las cebollas estén ligeramente doradas. Agrega la mezcla de jengibre. Cocine, de 6 a 8 minutos o hasta que la mezcla esté bien caramelizada, revolviendo con frecuencia.

3. Agregue el repollo y el resto del caldo de huesos de pollo; mezclar bien. Tape y cocine unos 15 minutos o hasta que el repollo esté tierno, revolviendo dos veces. Destape la sartén. Cocine y revuelva durante 6 a 7 minutos o hasta que el repollo esté ligeramente dorado y el exceso de caldo de huesos de pollo se evapore.

4. Retire y deseche la rama de canela y el chile. Si lo desea, espolvoree con cilantro.

CALABAZA BUTTERNUT TOSTADA CON CANELA

DEBERES: 20 minutos de asado: 30 minutos rinde: 4 a 6 porciones

UNA PIZCA DE PIMIENTA DE CAYENA LE DA A ESTOS DULCES CUBOS DE CALABAZA ASADOS SOLO UN TOQUE DE PICANTE. ES FÁCIL OMITIRLO SI LO PREFIERE. SIRVA ESTE SENCILLO ACOMPAÑAMIENTO CON CERDO ASADO O CHULETAS DE CERDO.

- 1 calabaza moscada (aproximadamente 2 libras), pelada, sin semillas y cortada en cubos de ¾ de pulgada
- 2 cucharadas de aceite de oliva
- ½ cucharadita de canela molida
- ¼ de cucharadita de pimienta negra
- ⅛ cucharadita de pimienta de cayena

1. Precaliente el horno a 400 ° F. En un tazón grande, mezcle la calabaza con aceite de oliva, canela, pimienta negra y pimienta de cayena. Cubra una bandeja para hornear con borde grande con papel pergamino. Extienda la calabaza en una sola capa sobre la bandeja para hornear.

2. Ase de 30 a 35 minutos o hasta que la calabaza esté tierna y dorada por los bordes, revolviendo una o dos veces.

ESPÁRRAGOS A LA PARRILLA CON HUEVO TAMIZADO Y NUECES

EMPEZAR A ACABAR: 15 minutos rinde: 4 porciones

ESTA ES UNA VERSIÓN DE UN CLÁSICO PLATO DE VERDURAS FRANCÉS LLAMADO ESPÁRRAGO MIMOSA, LLAMADO ASÍ PORQUE EL VERDE, EL BLANCO Y EL AMARILLO DEL PLATO TERMINADO PARECE UNA FLOR DEL MISMO NOMBRE.

1 libra de espárragos frescos, cortados
5 cucharadas de vinagreta de ajo asado (ver <u>receta</u>)
1 huevo duro, pelado
3 cucharadas de nueces picadas, tostadas (ver <u>inclinar</u>)
Pimienta negra recién molida

1. Coloque la rejilla del horno a 4 pulgadas del elemento calefactor; precaliente el asador a fuego alto.

2. Extienda los espárragos en una bandeja para hornear. Rocíe con 2 cucharadas de vinagreta de ajo asado. Con las manos, enrolle los espárragos para cubrirlos con la vinagreta. Ase durante 3 a 5 minutos o hasta que se ablanden y se ablanden, dando vuelta a los espárragos cada minuto. Transfiera a una fuente para servir.

3. Cortar el huevo por la mitad; presione el huevo a través de un colador sobre los espárragos. (También puede rallar el huevo usando los agujeros grandes de un rallador de caja). Rocíe los espárragos y el huevo con las 3 cucharadas restantes de vinagreta de ajo asado. Cubra con nueces y espolvoree con pimienta.

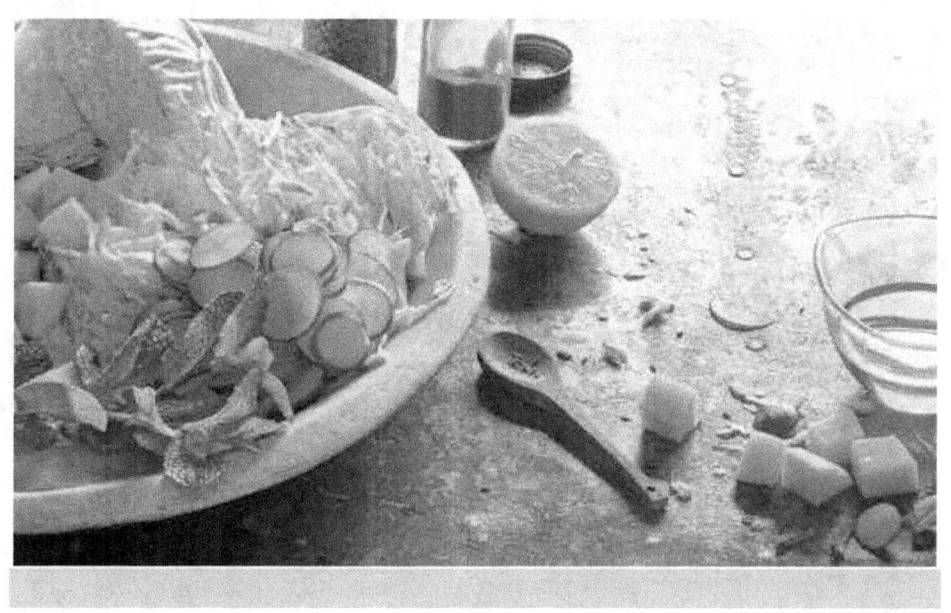

ENSALADA DE REPOLLO CRUJIENTE CON RÁBANOS, MANGO Y MENTA

EMPEZAR A ACABAR: 20 minutos rinde: 6 porciones <u>FOTO</u>

3 cucharadas de jugo de limón fresco
¼ de cucharadita de pimienta de cayena
¼ de cucharadita de comino molido
¼ taza de aceite de oliva
4 tazas de repollo rallado
1½ tazas de rábanos en rodajas muy finas
1 taza de mango maduro en cubos
½ taza de cebolletas picadas al bies
⅓ taza de menta fresca picada

1. Para aderezar, en un tazón grande combine el jugo de limón, la pimienta de cayena y el comino molido. Incorpora el aceite de oliva en un chorro fino.

2. Agregue el repollo, los rábanos, el mango, las cebolletas y la menta al aderezo en un tazón. Mezcle bien para combinar.

RONDAS DE REPOLLO ASADO CON ALCARAVEA Y LIMÓN

DEBERES: 10 minutos de asado: 30 minutos rinde: 4 a 6 porciones

3 cucharadas de aceite de oliva
1 repollo mediano, cortado en rodajas de 1 pulgada de grosor
2 cucharaditas de mostaza estilo Dijon (ver receta)
1 cucharadita de cáscara de limón finamente rallada
¼ de cucharadita de pimienta negra
1 cucharadita de semillas de alcaravea
 Rodajas de limón

1. Precaliente el horno a 400 ° F. Cepille una bandeja para hornear con borde grande con 1 cucharada de aceite de oliva. Coloque rondas de repollo en la bandeja para hornear; dejar de lado.

2. En un tazón pequeño, mezcle las 2 cucharadas restantes de aceite de oliva, mostaza estilo Dijon y cáscara de limón. Cepille las rodajas de repollo en una bandeja para hornear, asegurándose de que la mostaza y la cáscara de limón estén distribuidas uniformemente. Espolvoree con pimienta y semillas de alcaravea.

3. Ase de 30 a 35 minutos o hasta que el repollo esté tierno y los bordes dorados. Sirva con rodajas de limón para exprimir sobre el repollo.

REPOLLO ASADO CON ROCÍO DE NARANJA Y BALSÁMICO

DEBERES: 15 minutos de asado: 30 minutos rinde: 4 porciones

3 cucharadas de aceite de oliva

1 col de cabeza pequeña, sin corazón y cortada en 8 gajos

½ cucharadita de pimienta negra

⅓ taza de vinagre balsámico

2 cucharaditas de cáscara de naranja finamente rallada

1. Precaliente el horno a 450 ° F. Cepille una bandeja para hornear con borde grande con 1 cucharada de aceite de oliva. Coloca las rodajas de repollo en la bandeja para hornear. Unte el repollo con las 2 cucharadas restantes de aceite de oliva y espolvoree con pimienta.

2. Ase el repollo durante 15 minutos. Dar la vuelta a las rodajas de repollo; Ase unos 15 minutos más o hasta que el repollo esté tierno y los bordes dorados.

3. En una cacerola pequeña combine el vinagre balsámico y la piel de naranja. Llevar a ebullición a fuego medio; reducir. Cocine a fuego lento, sin tapar, unos 4 minutos o hasta que se reduzca a la mitad. Rocíe sobre las rodajas de repollo asado; servir inmediatamente.

www.ingramcontent.com/pod-product-compliance
Lightning Source LLC
Chambersburg PA
CBHW071821080526
44589CB00012B/876